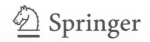

Ultrasound Scoring of Joint Synovitis:
Objective Quantification of Articular Inflammation

关节滑膜炎超声图谱
关节炎症的超声量化评分系统

主编 ◎ [美]阿米·本-阿尔齐（Ami Ben-Artzi）
　　　[美]古尔吉特·凯利（Gurjit S. Kaeley）
　　　[美]维娜·兰加纳特（Veena K. Ranganath）

主审 ◎ 徐辉雄

主译 ◎ 丁　红　蔡叶华

U0349246

科学技术文献出版社
SCIENTIFIC AND TECHNICAL DOCUMENTATION PRESS
·北京·

图书在版编目（CIP）数据

关节滑膜炎超声图谱：关节炎症的超声量化评分系统 /（美）阿米·本－阿尔齐 (Ami Ben-Artzi),（美）吉尔吉特·凯利 (Gurjit S. Kaeley),（美）维娜·兰加纳特 (Veena K. Ranganath) 主编；丁红，蔡叶华主译. -- 北京：科学技术文献出版社，2024. 6.
ISBN 978-7-5235-1487-0

Ⅰ. R686. 704-64

中国国家版本馆 CIP 数据核字第 2024AZ3657 号

著作权合同登记号 图字：01-2024-3098
中文简体字版权专有权归科学技术文献出版社所有
First published in English under the title
Ultrasound Scoring of Joint Synovitis: Objective Quantification of Articular Inflammation
by Ami Ben-Artzi, Gurjit S. Kaeley and Veena K. Ranganath
Copyright © Springer Nature Switzerland AG, 2021
This edition has been translated and published under licence from
Springer Nature Switzerland AG.

关节滑膜炎超声图谱：关节炎症的超声量化评分系统

策划编辑：张 蓉　　责任编辑：张 蓉 史钰颖　　责任校对：张吲哚　　责任出版：张志平

出 版 者	科学技术文献出版社	
地　　址	北京市复兴路15号　　邮编 100038	
编 务 部	(010) 58882938，58882087（传真）	
发 行 部	(010) 58882868，58882870（传真）	
邮 购 部	(010) 58882873	
官 方 网 址	www.stdp.com.cn	
发 行 者	科学技术文献出版社发行　　全国各地新华书店经销	
印 刷 者	北京地大彩印有限公司	
版　　次	2024 年 6 月第 1 版　2024 年 6 月第 1 次印刷	
开　　本	787×1092　1/16	
字　　数	252千	
印　　张	11.75	
书　　号	ISBN 978-7-5235-1487-0	
定　　价	138.00元	

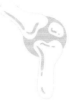

主译简介

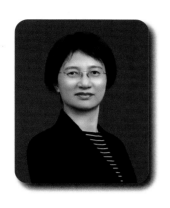

丁　红

主任医师、教授、博士生导师，复旦大学附属华山医院超声医学科主任

【学术任职】

中国生物医学工程学会医学超声工程分会副主任委员，中华医学会超声医学分会浅表器官和血管学组委员，中国医师协会超声医师分会委员，上海市医学会超声医学专科分会委员兼腹部学组组长，上海市医师协会超声医师分会委员兼秘书。

【专业特长】

从事腹部、浅表器官和血管疾病超声工作30余年，擅长超声造影和弹性成像等新技术的临床应用，在肝脏肿瘤超声医学临床研究方面经验丰富。

【工作经历】

1990—2020年在复旦大学附属中山医院超声科工作，2020年至今在复旦大学附属华山医院超声医学科工作。

【学术成果】

主持国家自然科学基金项目5项；以第一/通讯作者身份发表论文100余篇，参编国内外指南6部；主编及参编著作10余部；荣获上海市科技进步奖一等奖、三等奖等。

主译简介

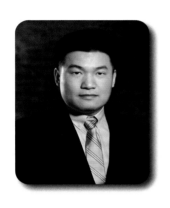

蔡叶华

副主任医师，复旦大学附属华山医院超声医学科/上海静安区中心医院超声诊断科副主任

【学术任职】

中国研究型医院学会肌骨及浅表超声专业委员会委员，上海市医学会超声医学专科分会运动及浅表学组副组长，上海市医师协会超声医师分会运动学组副组长，上海市生物医学工程学会超声医学工程专业委员会浅表学组副组长。

【专业特长】

擅长浅表小器官疾病、外周神经，以及运动损伤的超声诊断。

【工作经历】

2003年至今在复旦大学附属华山医院超声医学科工作，2018年至今任上海市静安区中心医院超声诊断科副主任。

【学术成果】

主持上海市体育局科研攻关与科技服务项目2项；以第一/通讯作者身份发表论文10余篇；参编《中国高尿酸血症相关性疾病诊疗多学科专家共识（2021版）》；参编著作共计3部。

译者名单

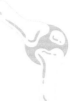

主　审

　　徐辉雄

主　译

　　丁　红　蔡叶华

副主译

　　吕仁华　郑梦琳

译　者（按姓氏笔画排序）

　　丁　红　吕仁华　乔晓慧　苏岳霖

　　邵　洁　郑梦琳　姚　静　黄志芳

　　蔡叶华

原书前言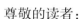

尊敬的读者：

我们于2014年开始编写这本图谱，称之为LAJAX US-34评分系统（读音为Lay-Jax，基于Los Angeles-Jacksonville两个地名）。虽然现有的滑膜炎超声图谱已经很出色，并在风湿病相关的肌肉骨骼超声应用中一直发挥着重要作用，但我们发现，现有图谱仍然存在着一些不足，尤其是在临床试验中。这本图谱是对现有滑膜炎图谱的补充，目的是解决一些特定的临床问题，比如在多中心临床试验时采用超声特征作为测量结果时的客观比较。我们从已经广泛接受的滑膜炎灰阶超声评分（0~3）和多普勒信号评分（0~3）的半定量量表开始，提出了比现有指标更为客观的术语来定义病变等级。近年来的研究发现，滑膜炎病变的多普勒信号比灰阶超声特征具有更高的临床价值。基于这个原因，本图谱对滑膜炎的分级提出了一种新颖的方法：滑膜炎的灰阶超声表现不作为诊断的重要指标，仅被用于确定解读多普勒信号的区域。本图谱的独特之处在于侧重滑膜炎的多普勒信号解读。新的评分等级定义旨在实现三个目标。

1. 减少多普勒信号解读中的观察者内差异。

2. 减少多普勒信号解读中的观察者间差异。

3. 提高在随访过程中对多普勒信号变化的敏感性。

为了实现这些目标，本图谱在两个方面做出了妥协。

1. 此次提出的滑膜炎灰阶超声分级并不与临床评估完全一致或完全精确，但是其有助于勾勒出需要解读多普勒信号的区域。

2. 为了获得重复性更高和更客观的评分系统，在某些情况下，多普勒信号分级诊断需要结合临床相关的信息。

本书提出的滑膜炎评分系统可应用于临床实践，但其设计的初衷是用于多中心临床试验，以客观评估检测关节内多普勒信号随时间的变化。本图谱是现有滑膜炎图集的重要补充。

中文版序言一

　　作为一名风湿免疫学科的专科医师，我非常推荐这本翻译著作——《关节滑膜炎超声图谱：关节炎症的超声量化评分系统》给临床医师。这本书涵盖了灰阶超声和能量多普勒超声对关节炎症的量化评估，包括腕关节、尺桡关节、掌指关节、近节指关节、膝关节及跖趾关节，并配有大量的图片实例。

　　随着超声成像技术的快速发展和广泛的临床应用，超声诊断在风湿免疫科中的地位越来越重要，超声之于风湿免疫科医师，如听诊器之于心内科医师。超声检查可以提供清晰直观、无创实时的图像，帮助我们更准确地评估关节炎症的程度和类型；同时超声检查的无创、便捷、价廉的优势非常适合临床随访。

　　本书的价值在于它提供了大量的图片实例。这些实例展示了不同关节的正常解剖结构和各种关节疾病的超声表现。通过观察这些实例，读者可以更好地理解超声图像，识别关键的病理特征，并将其应用于临床实践中。

　　对非超声专业的临床医师来说，这本书具有以下几个方面的益处。

　　1. 理解超声评估的基本原理：本书首先介绍了超声诊断关节滑膜炎的主要方法和评分标准，包括灰阶超声及能量多普勒超声对于关节滑膜炎的评分标准，通俗易懂，可以更好地理解超声图像的形成过程和解读方法。

　　2. 识别关节结构和病理改变：本书详细解释了包括腕关节、尺桡关节、掌指关节、近节指关节、膝关节及跖趾关节等滑膜炎病变的灰阶超声、多普勒超声的图像特征和解读技巧。学习这些内容有助于识别关节的正常解剖结构及关节疾病的超声表现，提高对关节疾病的诊断能力。

    3. 学习关节滑膜超声评分系统和量化指标：本书介绍了关节滑膜超声评分系统和量化指标，提供了一种客观且可重复的方法来评估关节炎症的程度。学习这些评分系统和指标，可以更准确地评估关节炎症的严重程度，并在治疗过程中监测疗效。

    总之，这本书对风湿免疫科医师或超声医师来说，是一本宝贵的参考资料。非常感谢以丁红、蔡叶华教授为首的翻译团队的辛勤努力和出色工作！感谢他们将 *Ultrasound Scoring of Joint Synovitis*: *Objective Quantification of Articular Inflammation* 翻译成中文版，使更多的临床医师能够更好地受益于这个宝贵的学习资源。

复旦大学附属华山医院

郭和建

2023年11月

中文版序言二

　　我非常荣幸能接受复旦大学附属华山医院丁红教授的邀请，为这本译著撰写序言。本书的主题是关节滑膜的超声诊断，重点提出了针对关节炎症的一种超声量化评分系统，是一本非常实用、具有重要参考价值的超声专业工具书。

　　作为一种实时、无创、安全、便于获得、操作简便，且可重复的成像技术，超声诊断在医学领域中扮演着至关重要的角色。高频超声技术的不断发展和进步，使我们能够获得关节详细的解剖结构和病理改变所呈现的图像信息。在关节炎症的评估中，超声诊断已经成为一种临床常用的方法，其不仅可以帮助我们诊断和评估疾病，还能为治疗方案的制订和疗效的监测提供宝贵的指导。

　　Ultrasound Scoring of Joint Synovitis: Objective Quantification of Articular Inflammation 的中文译本是对Ami Ben-Artzi教授原著的优秀呈现。Ami Ben-Artzi教授是超声诊断领域的权威专家，他在关节滑膜超声评分方面进行了深入的探索和实践。他的研究成果为我们评估关节炎症提供了一种系统而客观的方法，为从事相关工作的学者和研究人员提供了重要的参考。

　　本书详细介绍了关节滑膜炎的灰阶和多普勒超声表现，以及客观而量化的超声评分标准；图文并茂地诠释了包括腕关节、尺桡关节、掌指关节、近节指关节、膝关节及跖趾关节的具体而详细的超声诊断评分标准，并对于不同严重程度的关节滑膜炎病例附注了清晰而经典的超声图像及判断依据。通过这些丰富的图例和详细介绍，读者将能够更好地理解和应用这些知识。

　　作为一名读者，我有幸先睹为快，事先详细阅读了这本译著。我衷心感谢复旦大学附属华山医院超声医学科丁红和蔡叶华教授翻译团队的辛勤工作和专业精神，他们致力于将原著的精华传达给中文读者。我相信，该中文译著将为广大读者提供一种全面而准确的学习资源，将帮助我们更好地理解和应用超声、促进超声诊断在关节炎症领域的应用。通过更准确和客观的评估方法，使我们能够更好地理解关节炎症的发展和变化，为患者的健康提供更好的照护和治疗。

　　同时，也感谢Ami Ben-Artzi教授的宝贵贡献，他的学术研究为本书的翻译奠定了坚实的基础。愿本书的中文译本能够成为广大读者学习和实践的有益指南，为关节炎症的诊断和治疗贡献一份力量。

复旦大学附属中山医院

2023年11月

中文版前言

　　我们很高兴向大家介绍这本由Ami Ben-Artzi教授等专家撰写的重要著作 *Ultrasound Scoring of Joint Synovitis*: *Objective Quantification of Articular Inflammation* 的中文翻译版，这是一本在关节炎领域具有重要意义的著作。Ami Ben-Artzi教授是一位享有盛誉的超声诊断专家和研究学者，他在关节炎的超声评估方面作出了重要的贡献。

　　关节炎是一种临床常见病，可导致关节疼痛甚至畸形，严重影响患者的生活质量。然而，传统的关节炎评估方法受限于主观判断的局限性，缺乏客观、准确和可重复的量化评估手段。

　　本书的核心内容是将超声技术应用于关节炎程度的评估，特别是对关节滑膜炎症的评分和客观量化。通过详细地介绍超声评分系统的构建和应用，作者为我们展示了一种全新的、基于客观指标的关节炎评估方法。该书深入探讨了关节滑膜超声图像的解读和分析，教导读者如何识别和评估关节炎引起的滑膜病变。通过使用可靠的超声评分系统，医师和研究人员能够更准确地量化关节炎患者的炎症程度和疾病进展，从而更好地指导治疗和监测疗效。

　　本书将使更多的中文读者能够获取这一宝贵的知识资源。我们的翻译团队经过精心的努力，力求保持原作的准确性和流畅性，确保读者们能够充分理解和受益于其中的内容。

　　我们相信，*Ultrasound Scoring of Joint Synovitis: Objective Quantification of Articular Inflammation* 的中文翻译版将为医学界和学术界提供一种宝贵的工具，推动关节炎领域的进步和发展。同时，也将为广大关节炎患者和医护人员提供一种更准确、更科学的评估方法，为治疗和管理提供更有力的支持。

　　最后，我们要对原书作者Ami Ben-Artzi教授表示衷心的感谢，感谢他在关节炎超声评估领域的杰出贡献。我们也要感谢翻译团队的辛勤努力，他们利用业余时间将这本重要著作呈现给中文读者。由于时间较短，书中难免存在不当之处，恳请读者批评、指正。希望本书能够为广大读者带来丰富的知识和启发，进一步推动关节炎的研究和治疗，造福更多需要帮助的患者。

蔡叶华

复旦大学附属华山医院

目　录

第一章　导论

一、 滑膜炎灰阶超声评分规则

灰阶超声评分采用半定量分级法，将滑膜炎分为0～3级。

滑膜炎灰阶超声分级的目的是确定需要进行多普勒血流信号评估的区域，而不是量化滑膜组织的增厚程度。因此，"滑膜炎灰阶超声"指的是关节囊内的任何无回声或低回声区，并没有区分是积液还是滑膜增厚。

根据以下标准判定各关节滑膜炎的灰阶超声分级。

1.评估关节囊边缘所在的位置，因为其涉及邻近的骨性标志和肌腱等解剖结构。

2.评估关节囊的形态特征，例如关节囊的形状，以及是否存在扩张。对关节囊扩张情况的客观描述有助于疑难病例的辅助诊断，但对于关节囊形状的描述，则不可避免地引入了一些主观因素。

3.客观测量。

采用灰阶超声评分的客观标准能得出更为一致的滑膜炎分级，目前该分级标准未在其他书籍中有过明确的阐述。

二、 滑膜炎灰阶超声评分

关节囊扩张的定义

"关节囊扩张"通常用于描述关节囊的形状（A）。

通过评估关节囊浅层边界（B）与深层边界（C）在可见原点（E）处形成的夹角（D），可以系统地评估关节囊扩张程度（图1-1）。原点定义为关节线或关节两块骨头之间最深的可见关节点。

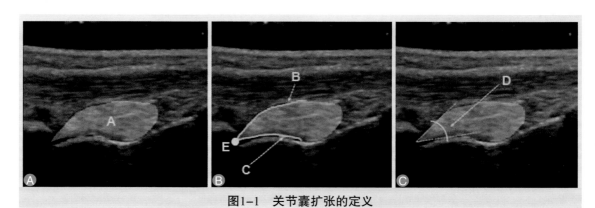

图1-1 关节囊扩张的定义

当没有关节囊扩张时，关节囊边界形成的角度不超过20°。换言之，关节囊浅层边界和深层边界大致平行。此外，关节囊距原点最远的部分（H）通常是锥形的，而不是圆形的（图1-2）。

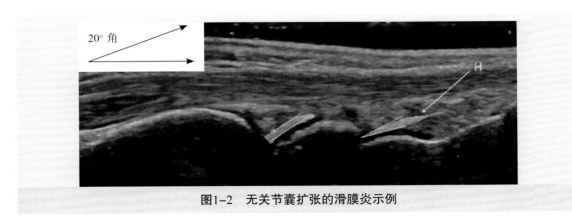

图1-2 无关节囊扩张的滑膜炎示例

当关节囊扩张时，关节囊边界形成的角度大于20°，也就是说，关节囊浅层边界和深层边界是分离的，而不是平行的。此外，关节囊距原点最远的部分（H）通常是圆形的，而不是锥形的（图1-3）。

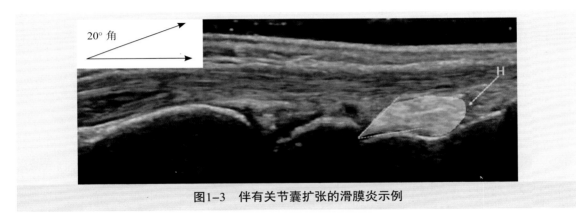

图1-3 伴有关节囊扩张的滑膜炎示例

<h2>三、多普勒血流信号评分</h2>

能量多普勒显示血流信号取决于血流量，没有血流方向的依赖性；而彩色多普勒显示血流信号与血流速度相关。因此，我们建议使用能量多普勒而不是彩色多普勒来进行多普勒评分。

考虑到多达8%的男性和0.5%的女性为色盲，因此为确保读取超声图像时能够分辨出屏幕上的多普勒信号颜色，在选择能量多普勒信号的显色时，采用了蓝色渐变图像，而不是其他图谱中常见的红色渐变图像。

在通过灰阶超声明确滑膜炎区域后进行多普勒信号评分，这时滑膜炎区域之外的多普勒信号不应纳入评分，由正常血管产生的多普勒信号也不应纳入评分。我们为读者标明了关节附近可能产生多普勒信号的正常血管，但实际工作中也可能会看到更多其他血管。另外，滑膜炎区域浅面的血管可能会在滑膜炎区域内产生多普勒信号伪影，在进行多普勒信号评分时应注意免受此类伪影的干扰。

四、能量多普勒血流评分规则

多普勒阳性区域的定义

为了更好地理解多普勒信号的3级评分，需要明确以下几个概念。

1.多普勒阳性区域：在检查滑膜炎区域时，需要评估"多普勒阳性"区域的百分比。

2.滑膜炎区域内的多普勒阳性区可以表现为花斑样（图1-4A和图1-4B）或相互融合的外观（图1-4C）。只要在一个观察区内有一半以上面积可检测出多普勒信号，则将整个区域视为多普勒阳性区域。

在滑膜炎区域内勾画多普勒阳性区域的示例图，见图1-5。

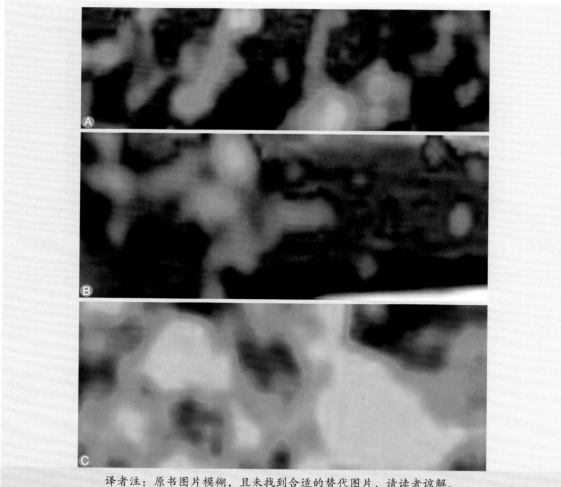

译者注：原书图片模糊，且未找到合适的替代图片，请读者谅解。

图1-4 多普勒阳性区域示例

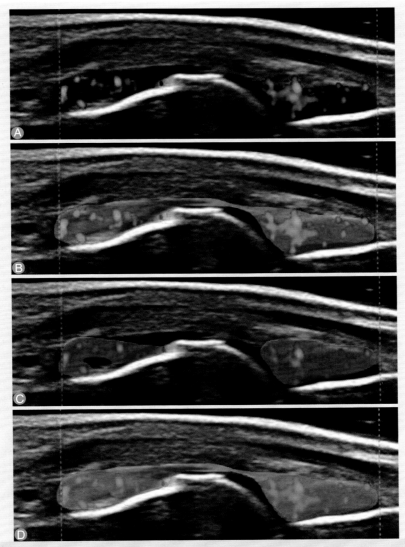

A. 背侧掌指关节的纵切面，伴有滑膜炎和多普勒信号；B. 确定滑膜炎区域；C. 确定滑膜炎区域内的多普勒阳性区域；D. 多普勒阳性区域约占滑膜炎区域的80%。

图1-5 多普勒阳性区域示例

3.50%规则法：当多普勒阳性区域覆盖滑膜炎区域的50%以上时，判定为多普勒信号评分3级。

五、能量多普勒血流评分

应用象限规则

在某些情况下，50%规则法可能难以适用，当难以确定多普勒阳性区域是否超过滑膜炎区域的50%时，该图谱为超声医师提供了另一种多普勒评分方法——象限规则法。

1.多普勒阳性象限

该图谱定义了如何将每个滑膜炎区域分为三个或四个象限，可以分别评估每个象限内的多普勒信号。

当存在以下两种情况之一时，该象限可被判定为"阳性象限"。

（1）象限内可以看到超过三个离散的多普勒血流信号区，多呈小圆形。

（2）象限内可见一较大的多普勒血流信号聚集区，形状多不规则。

滑膜炎区域中一些适合划分为三个象限，另一些则更适合划分为四个象限。评估象限时，我们建议将一个十字准线工具（图1-6）放置于屏幕上，对于每个关节，本图谱均推荐了一个轴线位置。

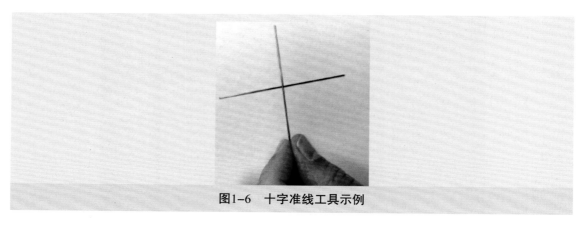

图1-6　十字准线工具示例

2.象限规则法

对于被分为三个象限的滑膜炎区域，当三个象限都是多普勒阳性时，多普勒信号评分为3级。对于被分为四个象限的滑膜炎区域，当四个象限中至少有三个为多普勒阳性象限时，多普勒信号评分为3级。

六、能量多普勒血流信号分级

1.能量多普勒信号0级

当滑膜炎区域内未观察到异常的多普勒信号时可判定为0级。如前所述，在评分时应注意忽略可能看到的正常血管所产生的多普勒信号。

当关节滑膜炎的灰阶超声分级为0级时，判定血流信号时应更加谨慎。多普勒信号可能来自正常血管或邻近组织的病变，而不是来自增厚的滑膜。除个别情况外，无滑膜炎关节的多普勒分级应为0级。

2.能量多普勒信号1级

当滑膜炎区域内观察到少量多普勒信号时可判定为1级。根据前述规定，多普勒信号可以表现为一个、两个或三个小圆形离散区，没有聚集区。

若关节滑膜炎区域的灰阶超声分级为1级，则多普勒信号分级应为2级或2级以下较为合理。除个别情况外，只有关节滑膜炎的灰阶超声分级为2级或3级时，多普勒信号分级才可被判定为3级。

3.能量多普勒信号2级

当滑膜炎区域内观察到的多普勒信号满足以下两种可能的情况之一时，可判定为2级。

（1）可见三个以上小的离散多普勒信号，并且多普勒信号未达到50%规则法或象限规则法所定义的3级评分标准。

（2）多普勒信号阳性区域内有一个较大的聚集区，该区域的形状和大小提示可能存在一些重叠的离散信号，聚集区形状通常不规则，并且多普勒信号未达到50%规则法或象限规则法所定义的3级评分标准。

4.能量多普勒信号3级

当滑膜炎的多普勒信号符合50%规则法或象限规则法的3级标准时，可判定为3级。当滑膜炎区域按照其中一个规则被判定为3级时，就无须考虑是否符合另一规则的标准，因为该区域已经达到了可能的最高分级。

在大多数情况下，如果一个规则可以提供更准确、更灵敏的判断，那么无须考虑另一规则。但是在某些情况下，本图谱将会建议使用50%规则法或象限规则法中的一种，例如，对于非常小的关节更适合采用50%规则法，而不是采用象限规则法进行评估；对于其他关节，如膝关节，采用象限规则法会更合适。

七、小结

0级：未见多普勒信号。

1级：最多可见三个小的离散多普勒信号。

2级：至少可见三个小的离散多普勒信号或一个多普勒信号聚集区，多普勒阳性区域覆盖不超过50%的滑膜炎区域，或不超过两个象限为多普勒阳性象限。

3级：多普勒阳性区域覆盖超过50%的滑膜炎区域，或四个象限中至少有三个为多普勒阳性象限。

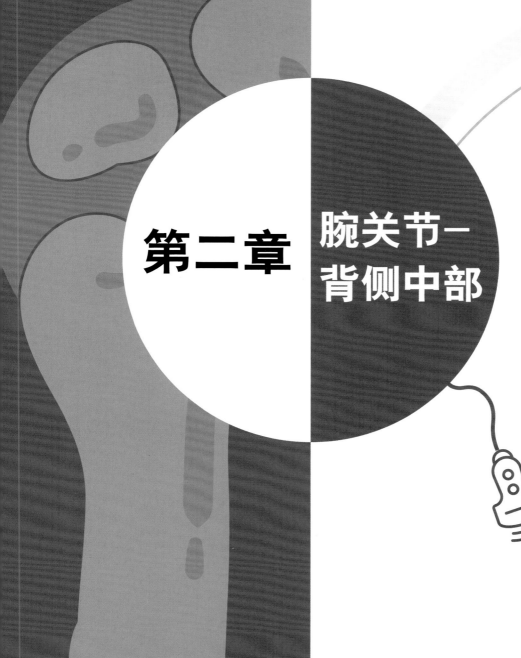

第二章

腕关节－
背侧中部

一、腕关节背侧纵切面

　　探头位置：将探头纵向放置于手腕背面。桡骨远端位于屏幕图像的左侧，头状骨远端部位位于屏幕图像的右侧，使月骨、桡骨及头状骨在图像中可以清晰显示。骨表面显示的是伸肌腱第四隔室的长轴。理想情况下，应在探头和皮肤之间看到一层薄薄的耦合剂，以确认操作探头时没有对关节施加压力（图2-1）。

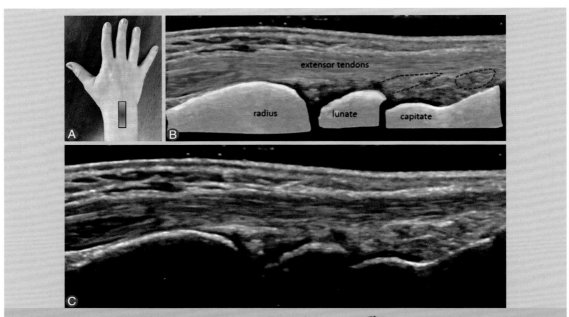

A.探头体表位置；B.腕关节背侧纵切面示意图：紫色虚线（ ⬭ ）标记的区域中，正常血管可产生多普勒信号；C.灰阶超声声像图。radius：桡骨；lunate：月骨；capitate：头状骨；extensor tendons：指伸肌腱。

图2-1　腕关节背侧纵切面

二、腕关节背侧纵切面灰阶超声分级定义

滑膜炎评分：
- 一般定义（图2-2）；
- 0级定义（图2-3）；
- 1级定义（图2-4）；
- 2级定义（图2-5）；
- 3级定义（图2-6）。

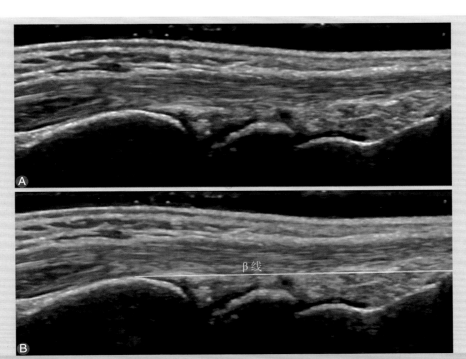

β 线

桡骨顶点与头状骨顶点的连线，大致与伸肌腱平行。

图2-2　β 线定义

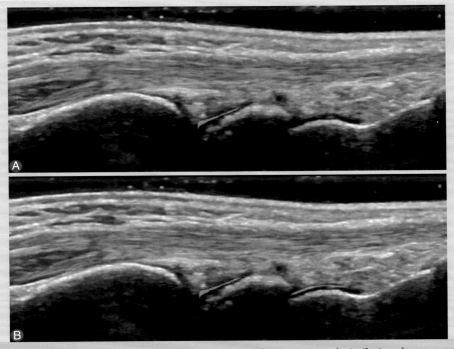

桡腕关节（A）或腕骨间关节（B）或两者仅可见极小部分滑膜回声。

图2-3　灰阶超声0级

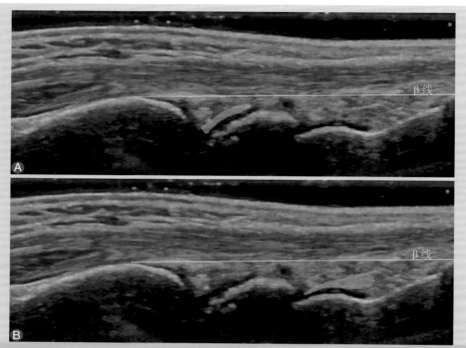

桡腕关节（A）或腕骨间关节（B）增厚的滑膜炎区域不超过β线，且不伴有关节囊扩张。

图2-4　灰阶超声1级

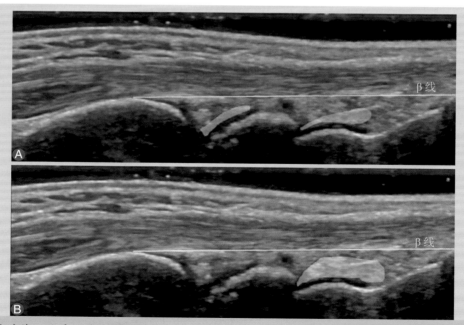

A.桡腕关节、腕骨间关节滑膜炎区域同时存在，增厚的滑膜炎区域不超过β线，且不伴有关节囊扩张；B.桡腕关节或腕骨间关节见增厚的滑膜炎区域，并伴有关节囊扩张。

图2-5　灰阶超声2级

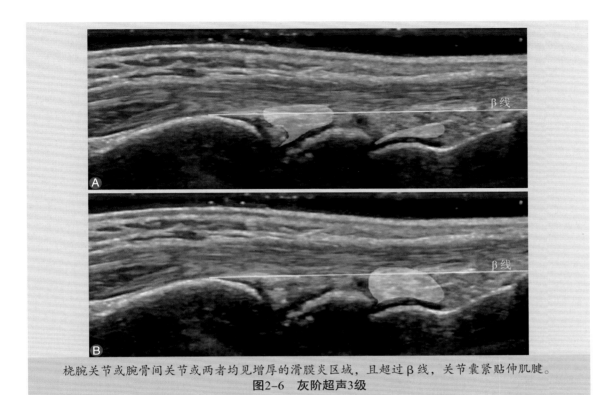

桡腕关节或腕骨间关节或两者均见增厚的滑膜炎区域，且超过β线，关节囊紧贴伸肌腱。

图2-6 灰阶超声3级

三、腕关节背侧纵切面滑膜炎灰阶超声分级示例

滑膜炎评分：
- 0级的病例（图2-7）；
- 1级的病例（图2-8）；
- 2级的病例（图2-9）；
- 3级的病例（图2-10）。

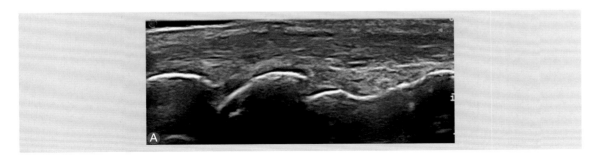

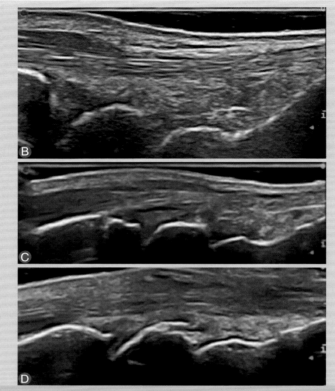

图2-7　灰阶超声0级病例声像图（图A示经典病例，图B、图C、图D示一般病例）

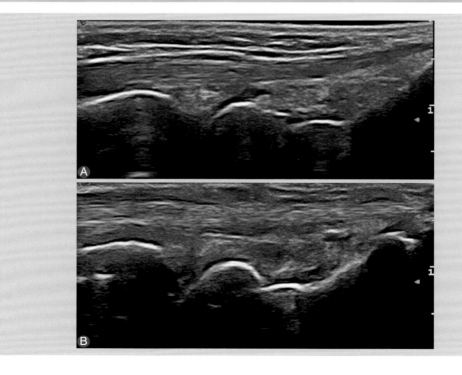

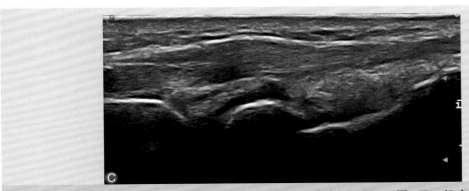

图2-8　灰阶超声1级病例声像图（图A示经典病例，图B、图C示一般病例）

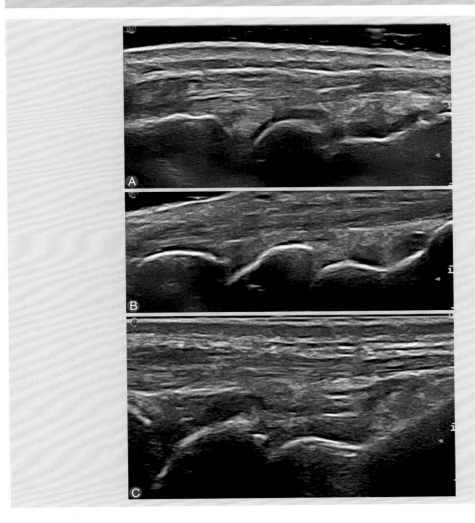

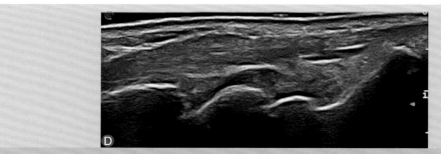

图2-9　灰阶超声2级病例声像图（图A示经典病例，图B、图C、图D示一般病例）

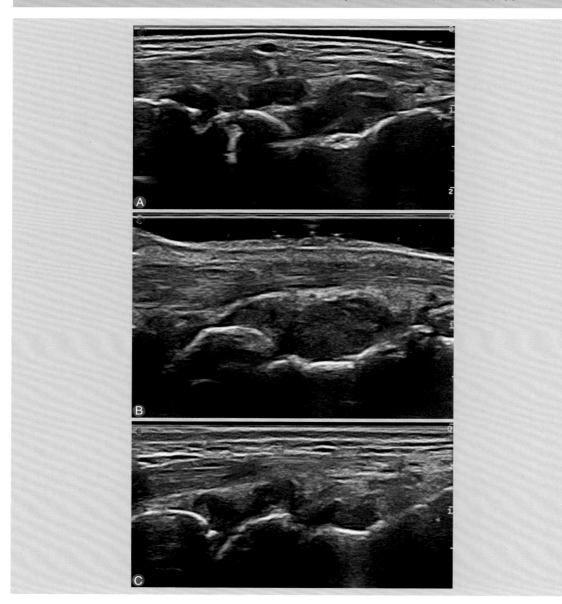

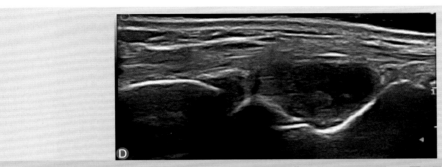

图2-10　灰阶超声3级病例声像图（图A示经典病例，图B、图C、图D示一般病例）

四、腕关节背侧纵切面能量多普勒超声分级定义

能量多普勒信号评分：

- 一般定义（图2-11）；
- 0级定义（图2-12）；
- 1级定义（图2-13）；
- 2级定义（图2-14）；
- 3级定义（图2-15）。

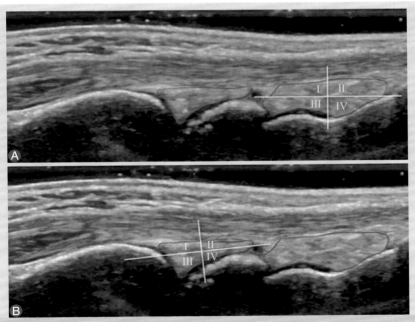

将十字准线应用于每个关节，轴线位于滑膜炎区域的中心，将增厚的滑膜炎区域大致划分为四个象限。

图2-11　应用象限规则法

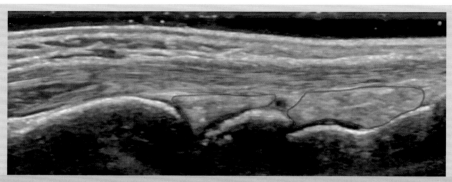

桡腕关节或腕骨间关节囊均无多普勒信号。

图2-12　能量多普勒0级

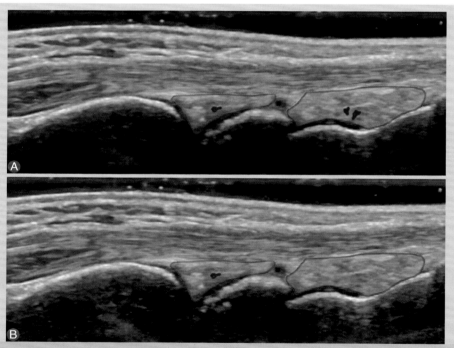

桡腕关节、腕骨间关节滑膜内可见多普勒信号，关节囊内显示最多三个离散的多普勒信号，无多普勒信号聚集区。

图2-13　能量多普勒1级

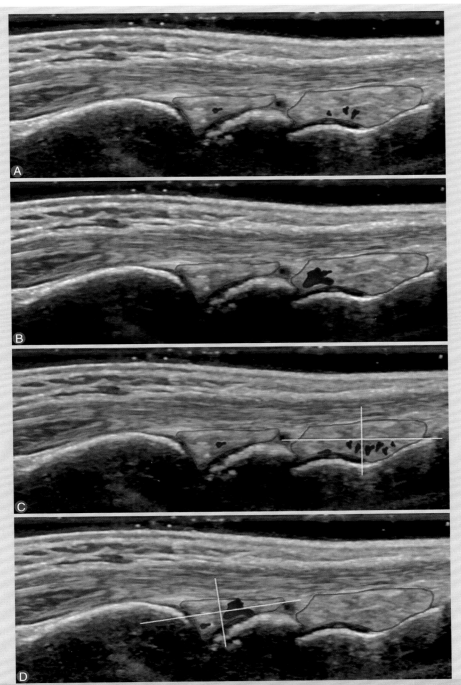

A、B.50%规则法：桡腕关节和腕骨间关节滑膜炎区域内可见多普勒信号，分布有至少一个多普勒聚集区或三个以上的离散多普勒信号，在任一个关节囊内，覆盖滑膜炎区域不超过50%；C、D.象限规则法：桡腕关节和腕骨间关节滑膜炎区域可见多普勒信号，至少有一个多普勒信号聚集区，或三个以上的离散多普勒信号，最多三个象限为多普勒阳性象限。

图2-14　能量多普勒2级

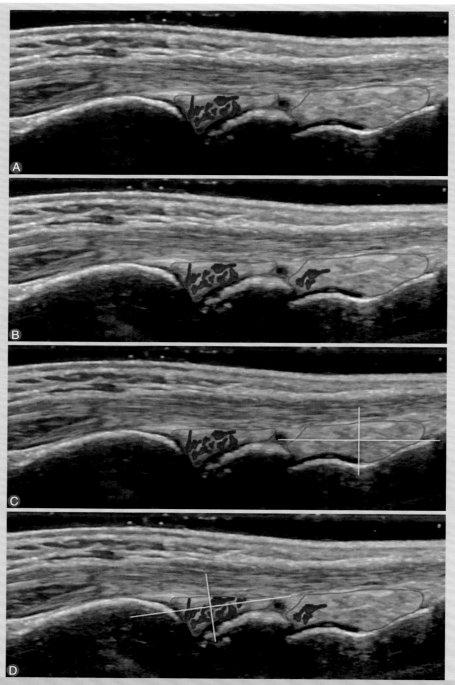

A、B.50%规则法：桡腕关节或腕骨间关节滑膜内，多普勒信号覆盖滑膜炎区域超过50%；C、D.象限规则法：桡腕关节或腕骨间关节或两者的四个象限均为多普勒阳性。（译者注：该处对应其他章节能量多普勒3级象限规则法的定义及该处图像标识，译者认为原文中"四个象限均为多普勒阳性"应修改为"大于等于三个象限为多普勒阳性"。）

图2-15　能量多普勒3级

五、腕关节背侧纵切面滑膜炎能量多普勒超声分级示例

能量多普勒信号评分:
● 0级的病例（图2-16）;
● 1级的病例（图2-17）;
● 2级的病例（图2-18）;
● 3级的病例（图2-19）。

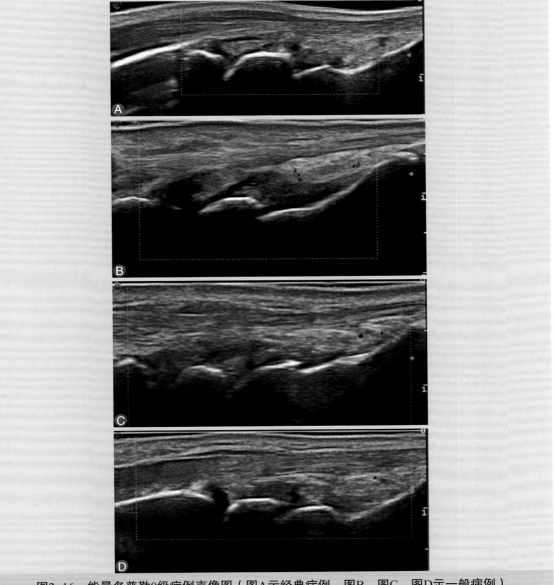

图2-16　能量多普勒0级病例声像图（图A示经典病例，图B、图C、图D示一般病例）

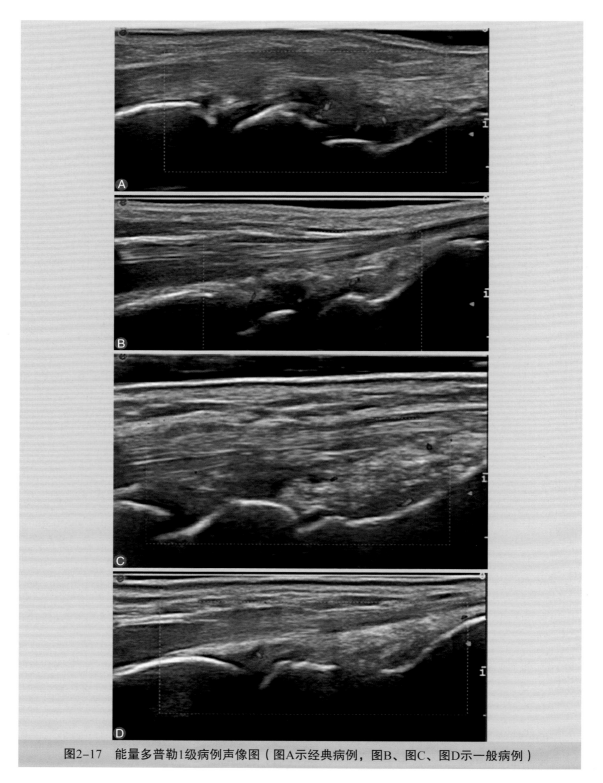

图2-17　能量多普勒1级病例声像图（图A示经典病例，图B、图C、图D示一般病例）

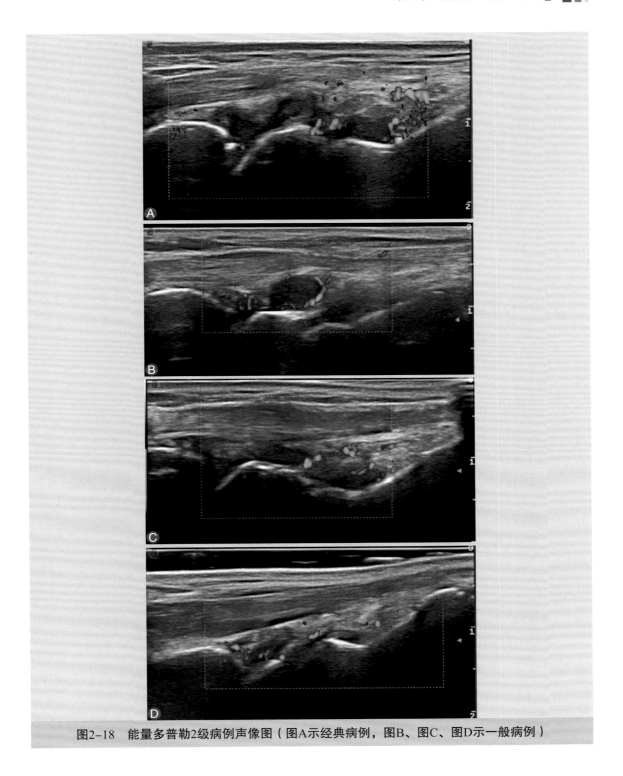

图2-18　能量多普勒2级病例声像图（图A示经典病例，图B、图C、图D示一般病例）

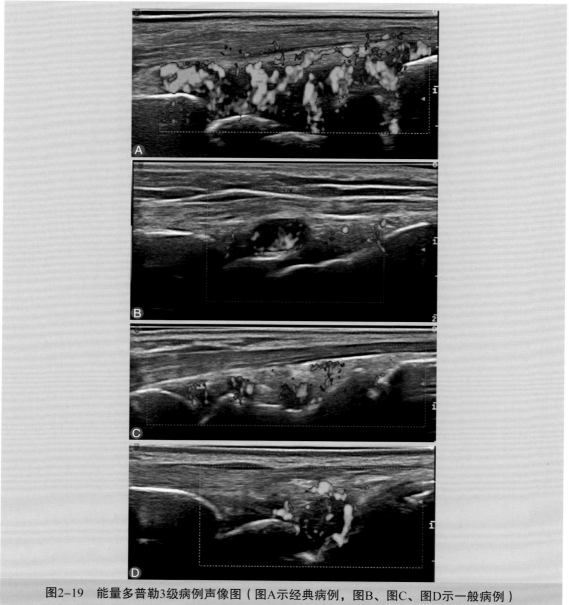

图2-19 能量多普勒3级病例声像图（图A示经典病例，图B、图C、图D示一般病例）

第三章

腕背－
尺桡关节

一、腕背尺桡关节短轴切面

探头位置：将探头放置在手腕背部的近端进行横切面扫查，探头两端分别置于尺骨头背侧和桡骨远端背侧，横跨整个尺桡关节。尺骨穹顶的凸面应显示在图像屏幕的左侧，而桡骨李斯特结节应显示在右侧，尺桡关节可能位于图像中心略偏左的位置。理想情况下，应在探头和皮肤表面之间看到一层薄薄的耦合剂，以确认探头没有对关节施加压力（图3-1）。

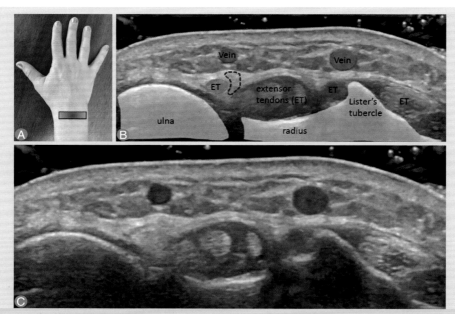

A.探头体表位置（长方框所示）；B.腕背尺桡关节横切面示意图：灰阶超声显示尺骨、桡骨和桡骨李斯特结节，紫色虚线（ ⬭ ）标记的区域中，可显示正常血管的多普勒信号；C.灰阶超声声像图。ulna：尺骨；radius：桡骨；Lister's tubercle：桡骨李斯特结节；extensor tendons（ET）：伸肌腱；Vein：浅静脉。

图3-1　腕背尺桡关节横切面

1.腕背尺桡关节横切面灰阶超声分级

滑膜炎灰阶超声评分：

● 一般定义（图3-2）；

● 0级定义（图3-3）；

● 1级定义（图3-4）；

● 2级定义（图3-5）；

● 3级定义（图3-6）。

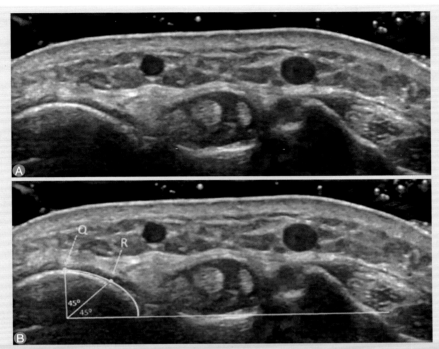

沿桡骨的水平部分画一条水平线，沿尺骨穹顶画一条弧线。弧线最表浅的位置是Q点，R点位于弧线1/2的位置，与水平线成45°。

图3-2 一般定义

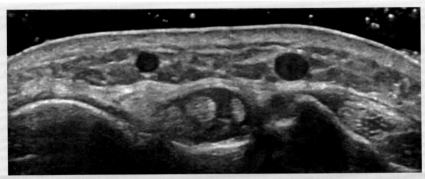

尺桡关节未见增厚的滑膜炎区域。

图3-3 灰阶超声0级

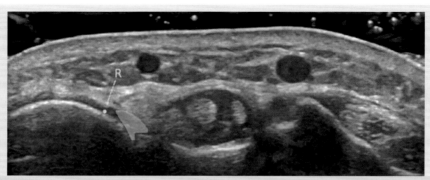

滑膜炎区域沿尺骨延伸，但不超过R点。

图3-4 灰阶超声1级

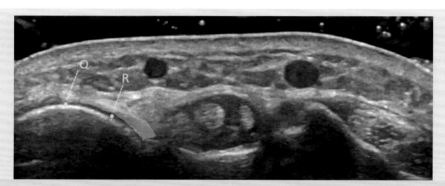

滑膜炎区域沿尺骨延伸，超过R点，但不超过Q点。

图3-5 灰阶超声2级

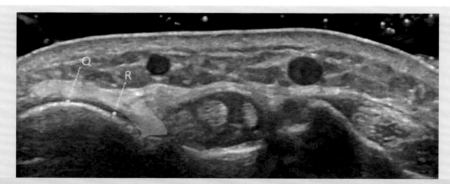

滑膜炎区域沿尺骨延伸，超过Q点。

图3-6 灰阶超声3级

2.腕背尺桡关节横切面灰阶超声分级示例

滑膜炎评分：

- 0级的病例（图3-7）；
- 1级的病例（图3-8）；

- 2级的病例（图3-9）；
- 3级的病例（图3-10）。

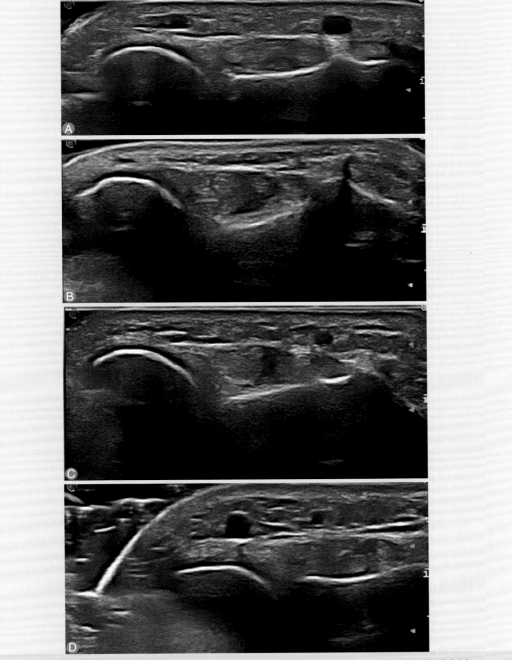

图3-7　灰阶超声0级病例声像图（图A示经典病例，图B、图C、图D示一般病例）

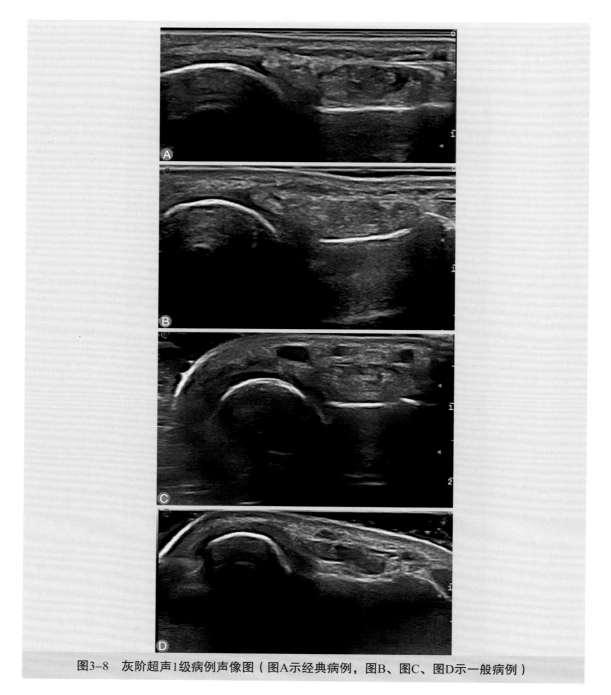

图3-8　灰阶超声1级病例声像图（图A示经典病例，图B、图C、图D示一般病例）

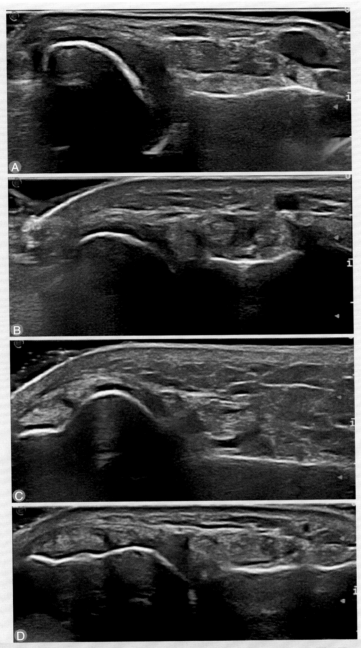

图3-9 灰阶超声2级病例声像图（图A示经典病例，图B、图C、图D示一般病例）

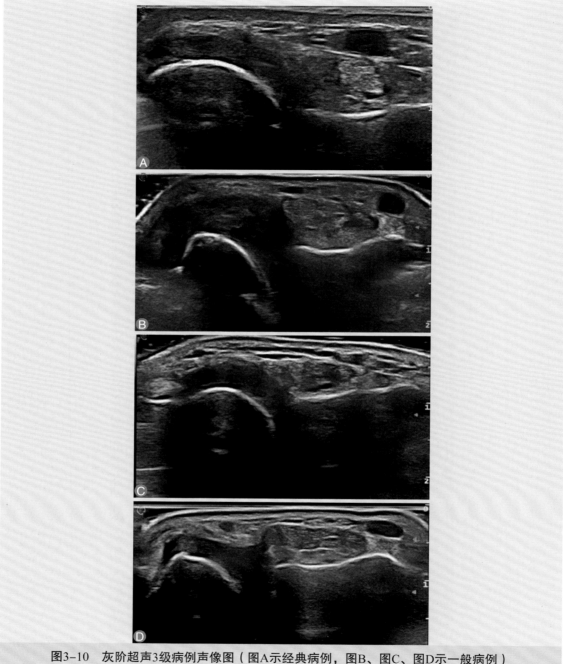

图3-10　灰阶超声3级病例声像图（图A示经典病例，图B、图C、图D示一般病例）

3.腕背尺桡关节横切面能量多普勒分级定义

能量多普勒信号评分：

● 一般定义（图3-11）；

● 0级定义（图3-12）；

- 1级定义（图3-13）；
- 2级定义（图3-14）；
- 3级定义（图3-15）。

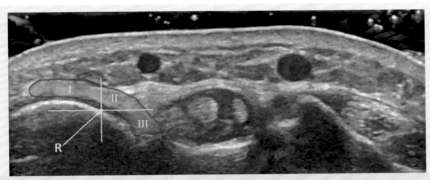

以R点（位置如前所述）为原点设立坐标轴。注意有三个象限可以对能量多普勒信号进行评分，另外一个象限深入到骨。

图3-11 应用象限规则法

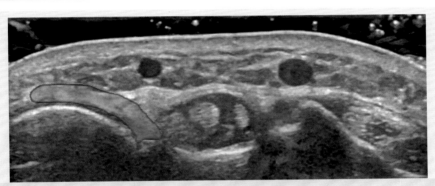

尺桡关节内未见多普勒信号。

图3-12 能量多普勒0级

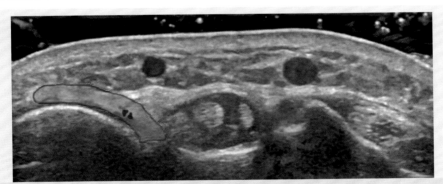

尺桡关节内不超过三个离散血流信号，无多普勒信号聚集区。

图3-13 能量多普勒1级

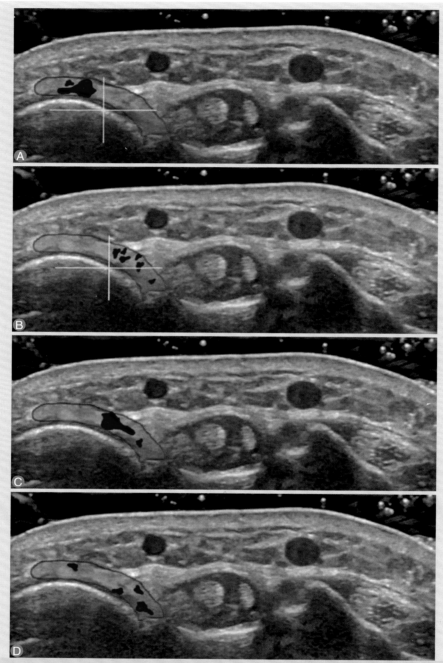

A、B.象限规则法：至少可见一个多普勒信号聚集区或三个以上离散多普勒信号，多普勒阳性象限不超过两个；C、D.50%规则法：至少可见一个多普勒信号聚集区或三个以上离散多普勒信号覆盖不超过50%的滑膜炎区域。

图3-14 能量多普勒2级

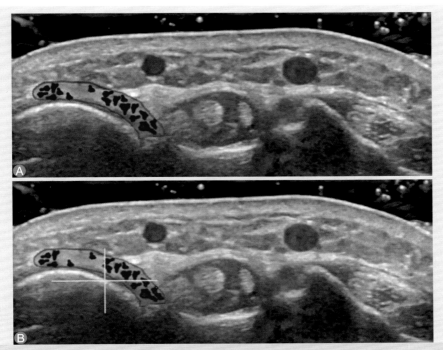

A.50%规则法：多普勒信号覆盖超过50%的滑膜炎区域；B.象限规则法：可见至少三个多普勒阳性象限。

图3-15　能量多普勒3级

4.腕背尺桡关节横切面能量多普勒分级示例

能量多普勒信号评分：

● 0级的病例（图3-16）；
● 1级的病例（图3-17）；
● 2级的病例（图3-18）；
● 3级的病例（图3-19）。

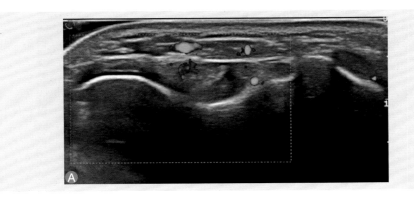

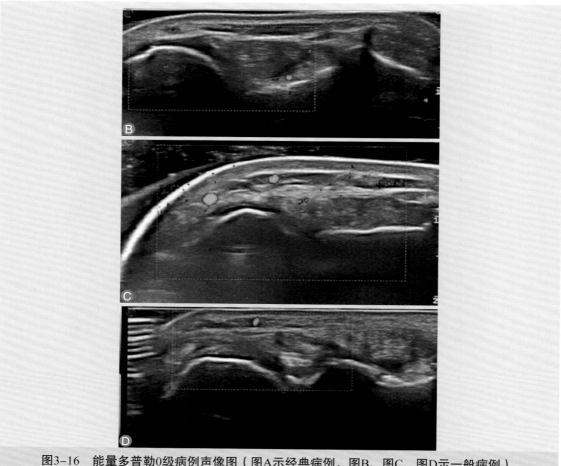

图3-16 能量多普勒0级病例声像图（图A示经典病例，图B、图C、图D示一般病例）

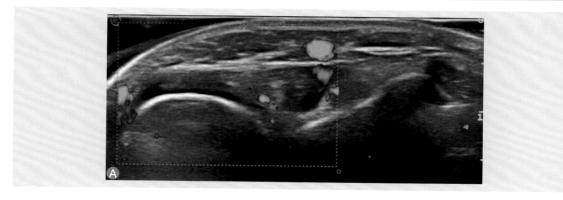

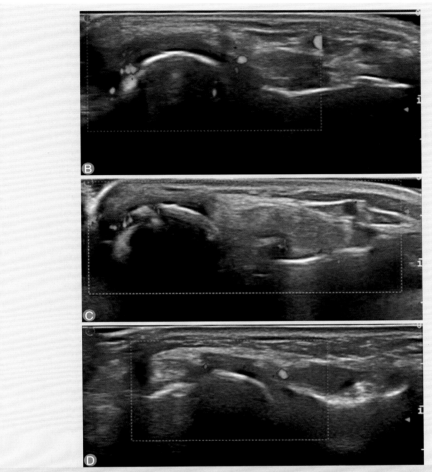

图3-17　能量多普勒1级病例声像图（图A示经典病例，图B、图C、图D示一般病例）

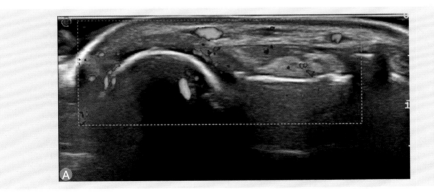

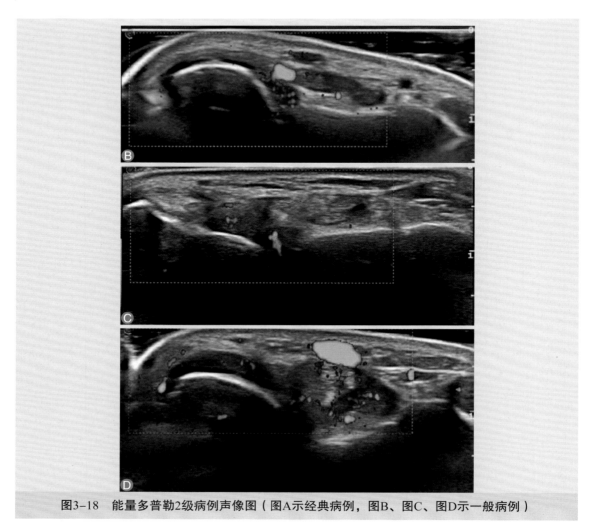

图3-18　能量多普勒2级病例声像图（图A示经典病例，图B、图C、图D示一般病例）

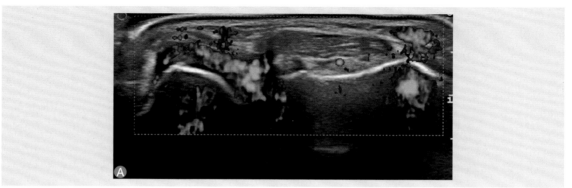

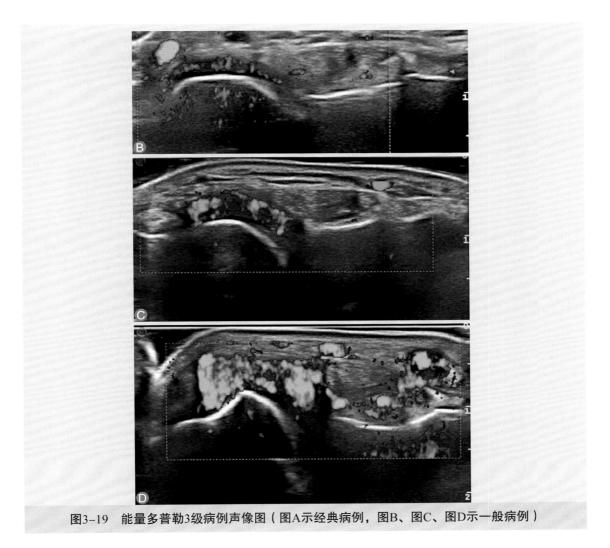

图3-19　能量多普勒3级病例声像图（图A示经典病例，图B、图C、图D示一般病例）

二、腕背尺桡关节纵切面

探头位置：将探头放置在腕关节背部尺侧进行纵切扫查，探头与尺侧腕伸肌肌腱平行，远端置于尺骨头，近端置于尺骨干。尺骨头应在图像右侧，尺骨干在图像中心向左侧延伸，在屏幕中央可呈现尺骨头附近区域的图像。理想情况下，应在探头和皮肤表面之间看到一层薄薄的耦合剂，以确认探头没有对关节施加压力（图3-20）。

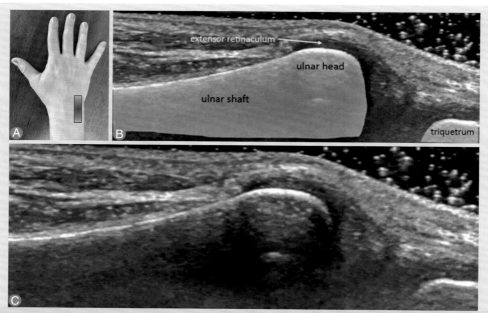

A.探头体表位置（长方框所示）；B.灰阶超声显示伸肌支持带、尺骨头、三角骨及尺骨轴；C.灰阶超声声像图。尺骨头表面的低回声为伸肌支持带，注意不要与滑膜炎相混淆。extensor retinaculum：伸肌支持带；ulnar head：尺骨头；triquetrum：三角骨；ulnar shaft：尺骨干。

图3-20　腕背尺桡关节纵切面

1.腕背尺桡关节纵切面灰阶超声分级定义

滑膜炎评分：

- 一般定义（图3-21）；
- 0级定义（图3-22）；
- 1级定义（图3-23）；
- 2级定义（图3-24）；
- 3级定义（图3-25）。

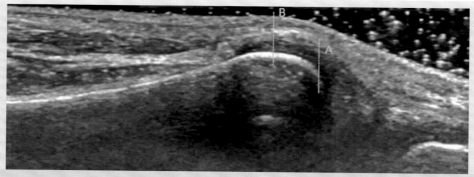

A线是位于尺骨头最远处的垂直线，当对尺桡关节进行评分时，应忽略A线远端任何灰阶超声或多普勒信号的异常；B线是过尺骨头中心或其最表浅点的垂直线。

图3-21　一般定义

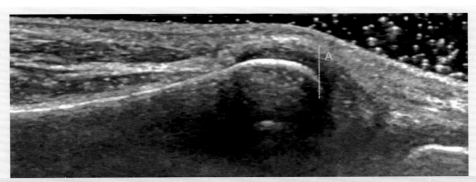

A线附近的关节囊内未见低回声或无回声区。

图3-22 灰阶超声0级

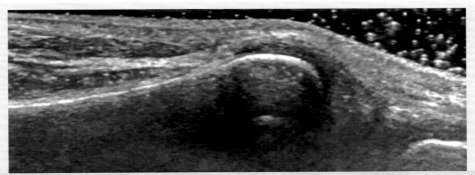

尺骨头近端可见滑膜炎区域，关节囊未见扩张，尺骨头表面未见明显的滑膜炎。

图3-23 灰阶超声1级

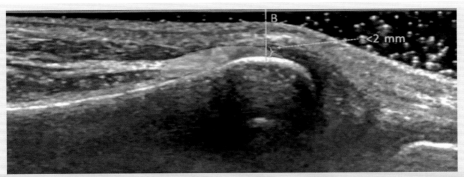

尺骨头表面可见滑膜炎区域，在B线处的厚度测量值<2 mm，或在尺骨头近端可见关节囊扩张。

图3-24 灰阶超声2级

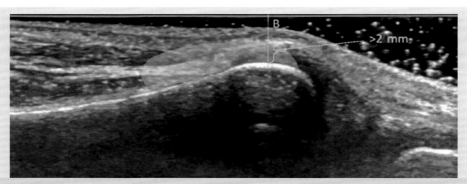

在B线处测量滑膜炎区域的厚度>2 mm，在尺骨头附近可见滑膜炎区域，并伴有关节囊扩张。

图3-25 灰阶超声3级

2.腕背尺桡关节纵切面灰阶超声分级示例

滑膜炎评分：

● 0级的病例（图3-26）；

● 1级的病例（图3-27）；

● 2级的病例（图3-28）；

● 3级的病例（图3-29）。

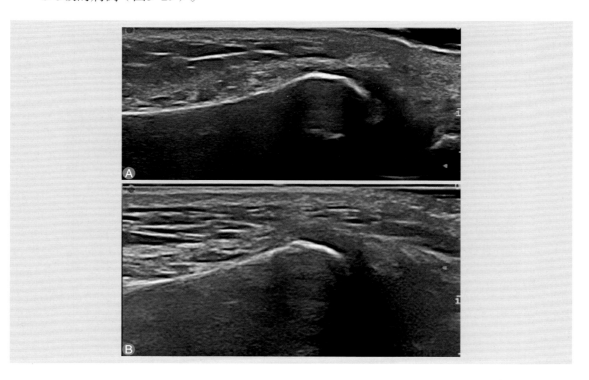

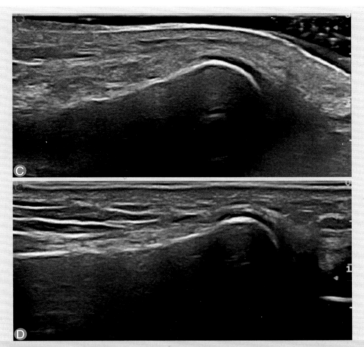

图3-26　灰阶超声0级病例声像图（图A示经典病例，图B、图C、图D示一般病例）

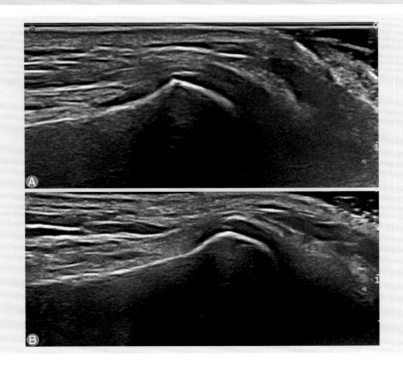

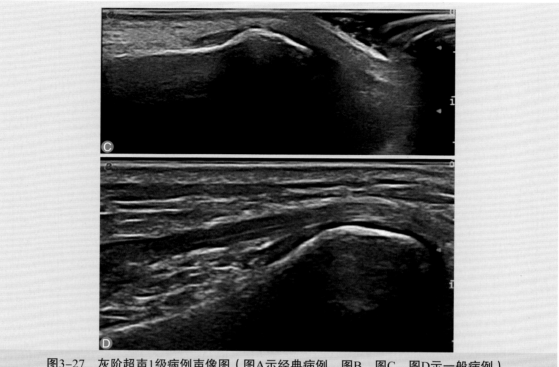

图3-27　灰阶超声1级病例声像图（图A示经典病例，图B、图C、图D示一般病例）

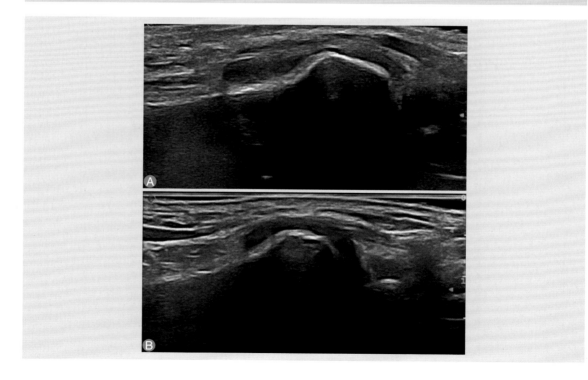

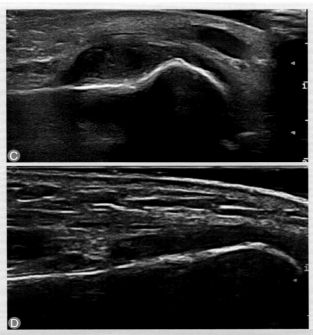

图3-28 灰阶超声2级病例声像图（图A示经典病例，图B、图C、图D示一般病例）

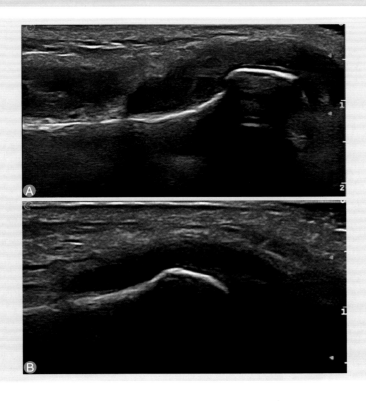

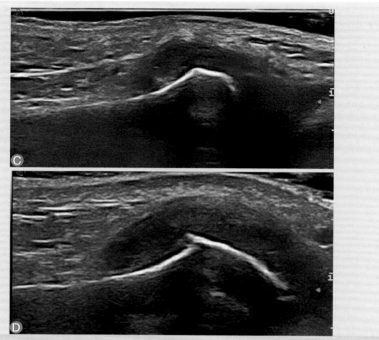

图3-29 灰阶超声3级病例声像图（图A示经典病例，图B、图C、图D示一般病例）

3.腕背尺桡关节纵切面能量多普勒分级定义

能量多普勒信号评分：

- 一般定义（图3-30，图3-31）；
- 0级定义（图3-32）；
- 1级定义（图3-33）；
- 2级定义（图3-34）；
- 3级定义（图3-35）。

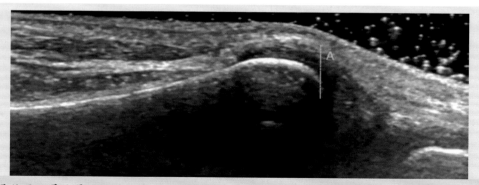

A线是位于尺骨头最远处的垂直线，当对尺桡关节进行能量多普勒评分时，应忽略A线远端的多普勒信号。

图3-30 一般定义

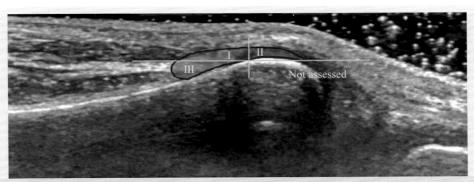

采用十字准线工具，X轴水平，Y轴垂直，原点位于尺骨头近端，即尺骨头开始向下倾斜处。右下象限的多普勒信号不予评估（Not assessed），也就是需要评估三个象限的多普勒信号。

图3-31　应用象限规则法

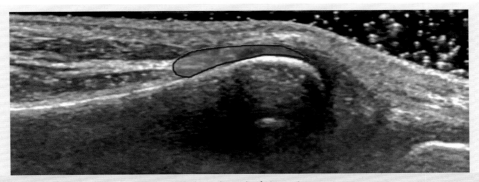

关节囊内未见多普勒信号。

图3-32　能量多普勒0级

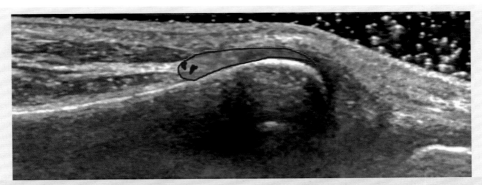

最多可见三个离散多普勒信号，未见多普勒信号聚集区。

图3-33　能量多普勒1级

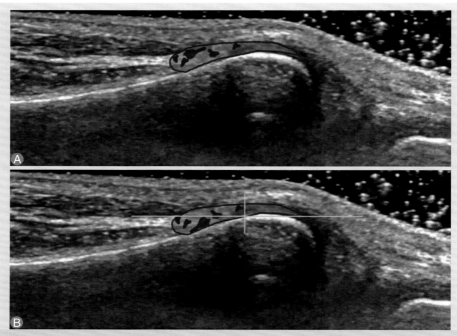

A.50%规则法：至少可见一处多普勒信号聚集区或三个以上离散多普勒信号，覆盖不超过50%的滑膜炎区域；B.象限规则法：至少可见一个多普勒信号聚集区或三个以上离散多普勒信号，多普勒阳性象限不超过两个。

图3-34　能量多普勒2级

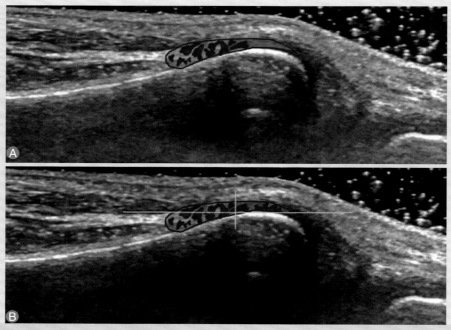

A.50%规则法：多普勒信号覆盖超过50%的滑膜炎区域；B.象限规则法：至少三个象限为多普勒阳性象限。

图3-35　能量多普勒3级

4.腕背尺桡关节纵切面能量多普勒分级示例

能量多普勒信号评分:

- 0级的病例(图3-36);
- 1级的病例(图3-37);
- 2级的病例(图3-38);
- 3级的病例(图3-39)。

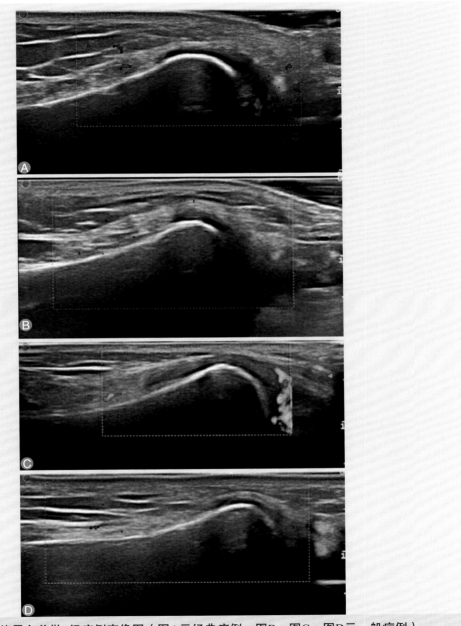

图3-36 能量多普勒0级病例声像图(图A示经典病例,图B、图C、图D示一般病例)

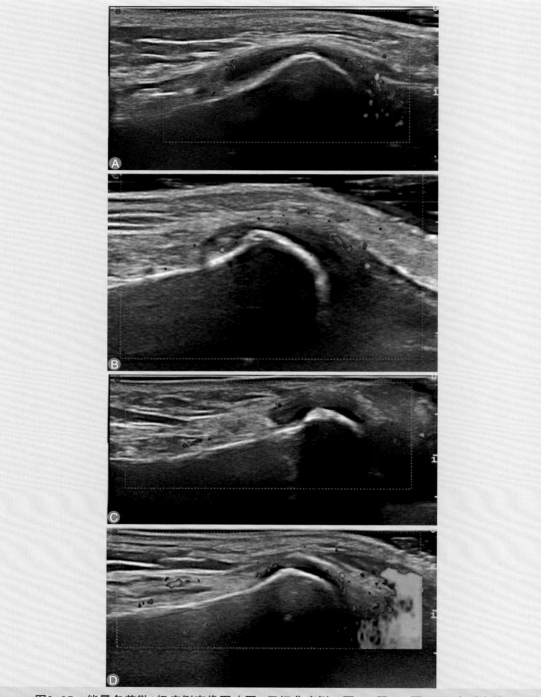

图3-37　能量多普勒1级病例声像图（图A示经典病例，图B、图C、图D示一般病例）

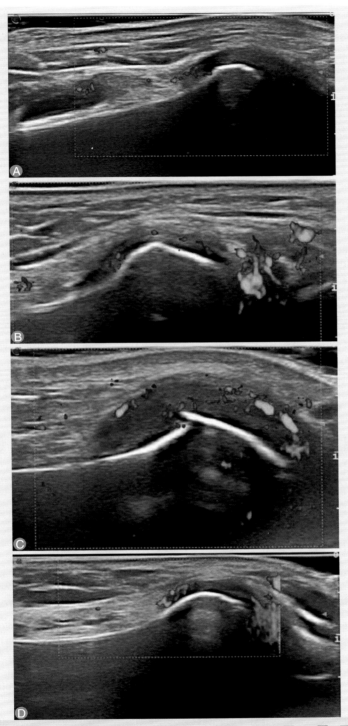

图3-38 能量多普勒2级病例声像图（图A示经典病例，图B、图C、图D示一般病例）

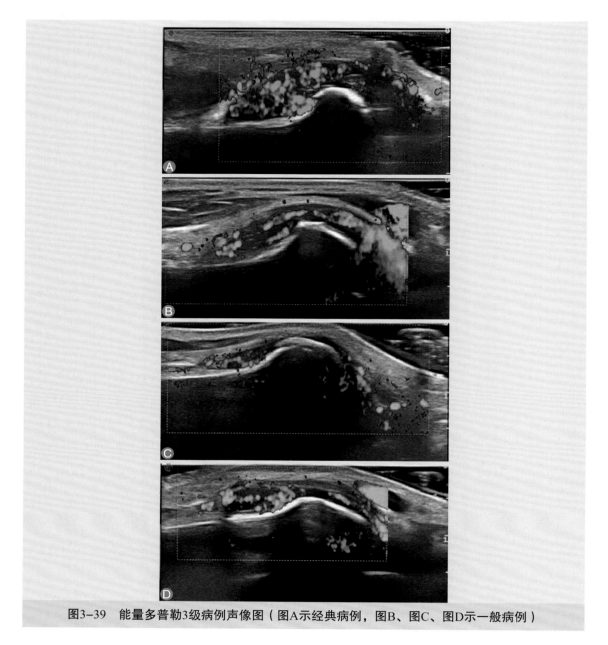

图3-39　能量多普勒3级病例声像图（图A示经典病例，图B、图C、图D示一般病例）

第四章

掌指关节

一、掌指关节背侧纵切面

探头位置：将探头纵向放置于掌指关节背侧，探头远端置于近节指骨，近端置于掌骨骨干。关节位于图像中心或偏右的位置，尽量充分显示整个掌指关节和关节囊。理想图像为骨表面上应显示较完整的指伸肌腱长轴。此外，应在探头和皮肤间看到一层薄薄的耦合剂，以确保在超声检查时探头没有对关节表面过度施加压力（图4-1）。

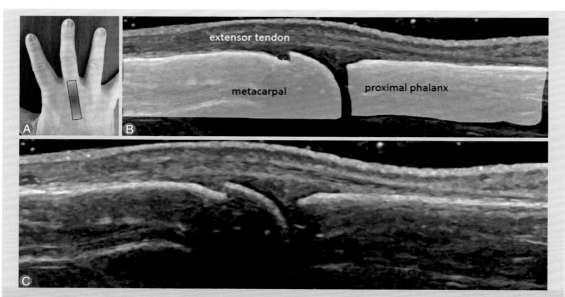

A.探头体表位置（长方框所示）；B.掌指关节背侧纵切面示意图：紫色虚线（ ）标记的区域中，正常血管可产生多普勒信号；C.灰阶超声声像图。extensor tendon：伸肌腱；metacarpal：掌骨；proximal phalanx：近节指骨。

图4-1 掌指关节背侧纵切面

1.掌指关节背侧纵切面灰阶超声分级定义

滑膜炎评分：

● 一般定义（图4-2）；

● 0级定义（图4-3）；

● 1级定义（图4-4）；

● 2级定义（图4-5）；

● 3级定义（图4-6）。

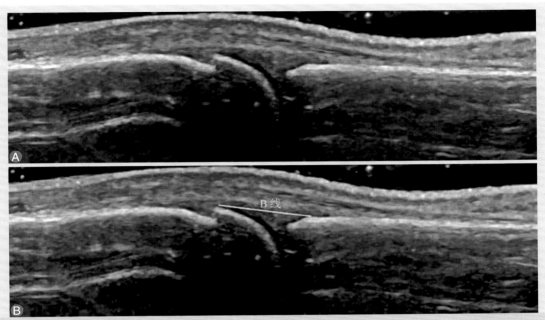

B线指从掌骨头最浅点到近节指骨近端最浅点的连线。当无法区分低回声区域是脂肪垫还是滑膜增厚时，均应认定为滑膜增厚。

图4-2　掌指关节背侧纵切面

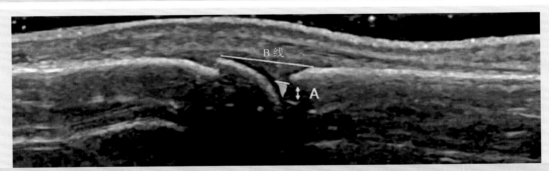

从B线开始测量，滑膜炎的范围不超过距离脂肪垫底部的1/3（区域A）。

图4-3　灰阶超声0级

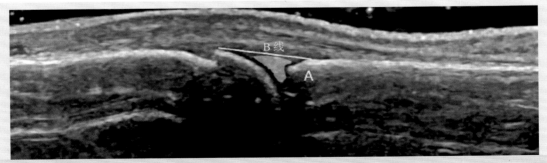

滑膜炎超过区域A，但不超过B线。

图4-4　灰阶超声1级

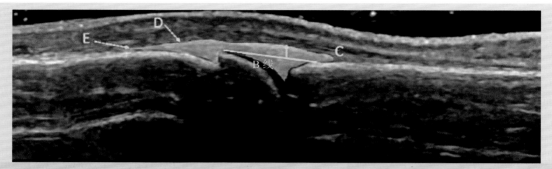

滑膜炎超过B线（C），向平行于掌骨长轴方向延伸（D），其近端呈锥形（E）。

图4-5　灰阶超声2级

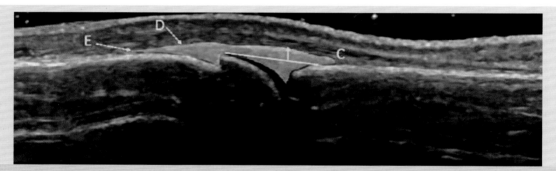

滑膜炎超过B线，其近端浅面伸肌腱被抬起（F），近端呈圆形而非锥形（G）。（译者注：由于原书图片存在错误，且未能在相关资料中找到合适的替代图片，故此处无法呈现对应插图，请读者谅解。）

图4-6　灰阶超声3级

2.掌指关节背侧纵切面灰阶超声分级示例

滑膜炎评分：

- 0级的病例（图4-7）；
- 1级的病例（图4-8）；
- 2级的病例（图4-9）；
- 3级的病例（图4-10）。

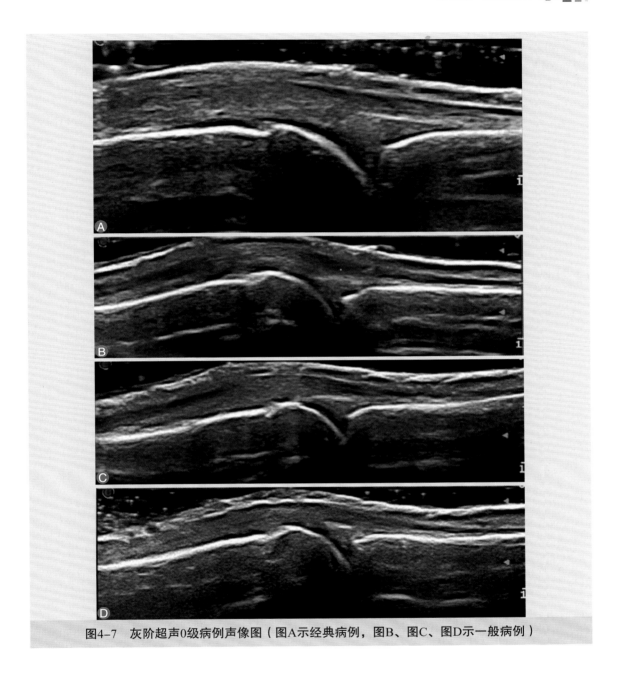

图4-7 灰阶超声0级病例声像图（图A示经典病例，图B、图C、图D示一般病例）

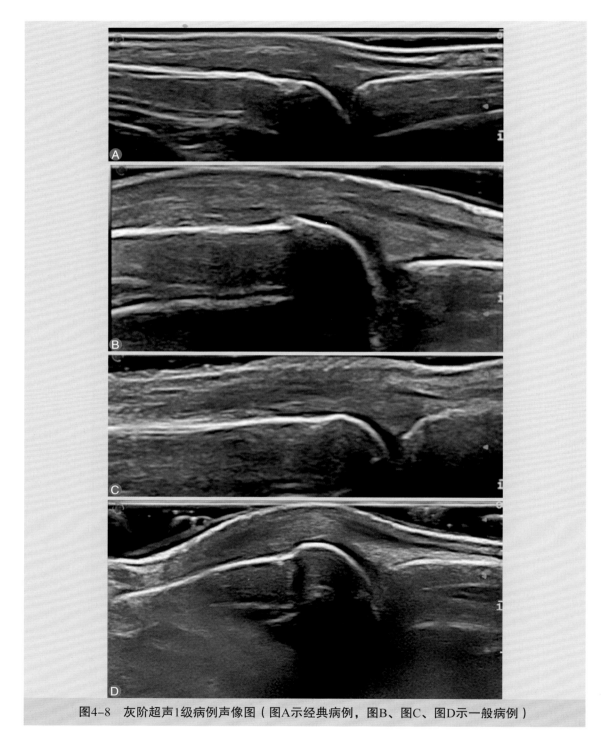

图4-8 灰阶超声1级病例声像图（图A示经典病例，图B、图C、图D示一般病例）

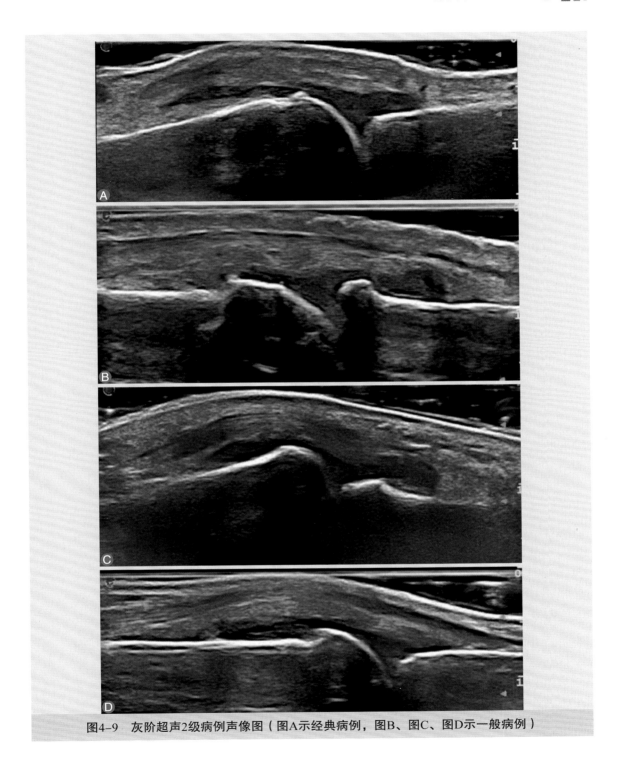

图4-9　灰阶超声2级病例声像图（图A示经典病例，图B、图C、图D示一般病例）

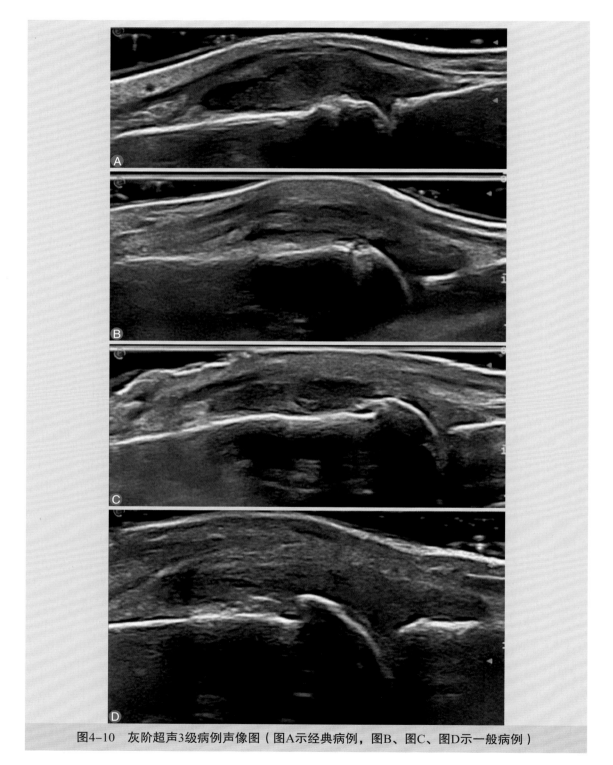

图4-10　灰阶超声3级病例声像图（图A示经典病例，图B、图C、图D示一般病例）

3.掌指关节背侧纵切面能量多普勒分级定义

能量多普勒信号评分:

● 一般定义（图4-11）；

● 0级定义（图4-12）；

● 1级定义（图4-13）；

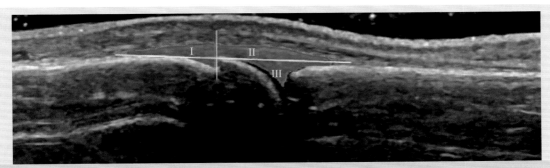

建立坐标轴，以掌骨长轴设为X轴，以掌骨颈为原点垂直X轴设立Y轴。图中显示三个象限可评估多普勒信号。

图4-11 应用象限规则法

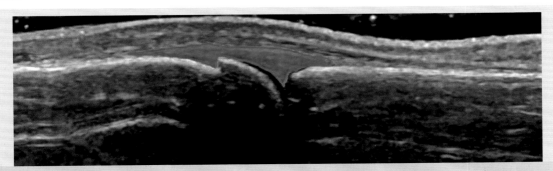

关节囊内未见多普勒信号。

图4-12 能量多普勒0级

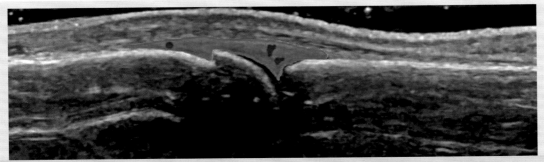

关节囊内可见不超过三个离散多普勒信号，无信号聚集区。注意脂肪垫是滑膜外的结构，因此不应考虑脂肪垫上的多普勒信号。

图4-13 能量多普勒1级

● 2级定义（图4-14）；
● 3级定义（图4-15）。

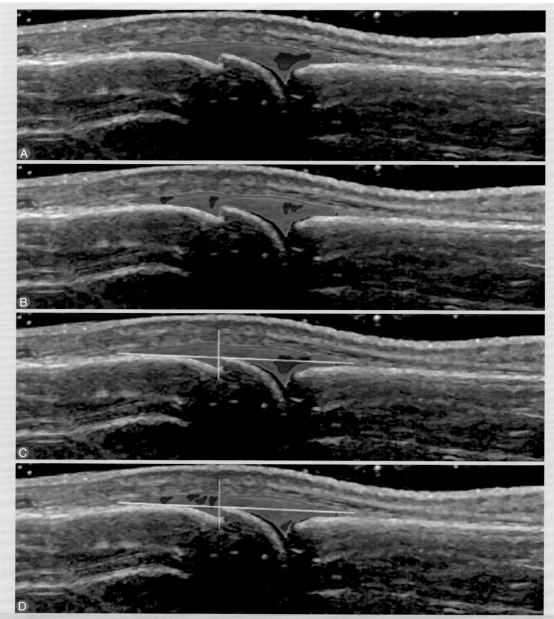

A、B.50%规则法：至少有一个多普勒信号聚集区，或者三个以上离散多普勒信号区，覆盖不超过滑膜炎区域的50%；C、D.象限规则法：至少有一个多普勒信号聚集区，或者三个以上离散多普勒信号，使用坐标时，多普勒阳性象限不超过两个。

图4-14 能量多普勒2级

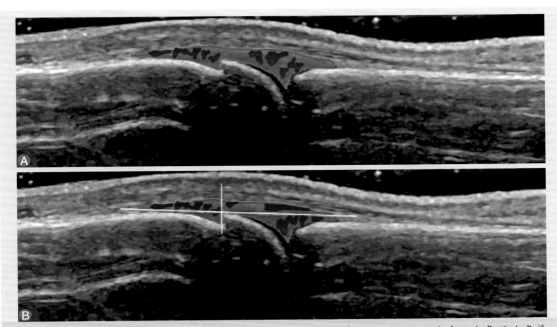

A.50%规则法：多普勒信号覆盖滑膜炎区域的50%以上；B.象限规则法：至少有三个象限为多普勒阳性象限。

图4-15 能量多普勒3级

4.掌指关节背侧纵切面能量多普勒分级示例

能量多普勒信号评分：

- 0级的病例（图4-16）；
- 1级的病例（图4-17）；
- 2级的病例（图4-18）；
- 3级的病例（图4-19）。

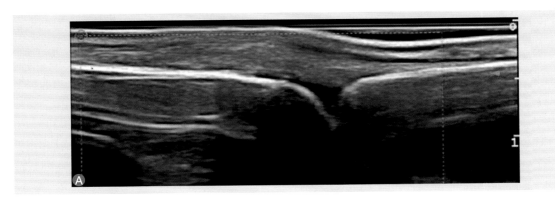

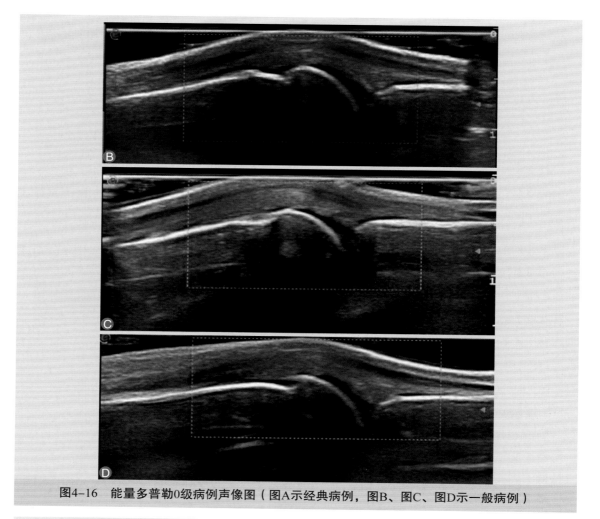

图4-16 能量多普勒0级病例声像图（图A示经典病例，图B、图C、图D示一般病例）

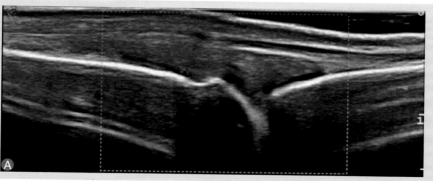

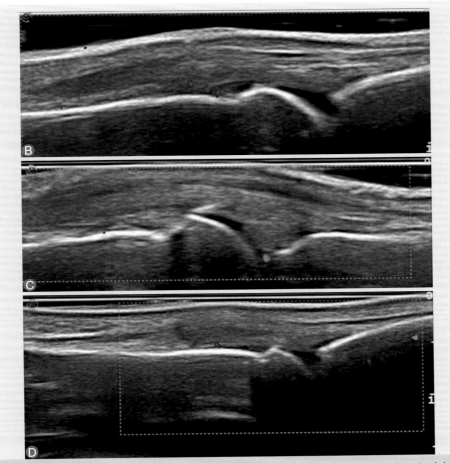

图4-17　能量多普勒1级病例声像图（图A示经典病例，图B、图C、图D示一般病例）

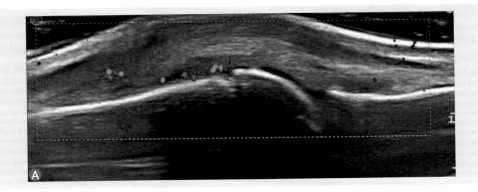

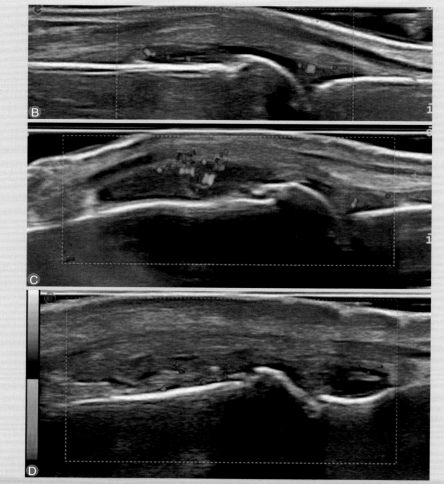

图4-18　能量多普勒2级病例声像图（图A示经典病例，图B、图C、图D示一般病例）

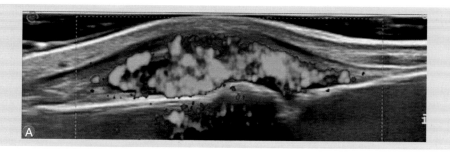

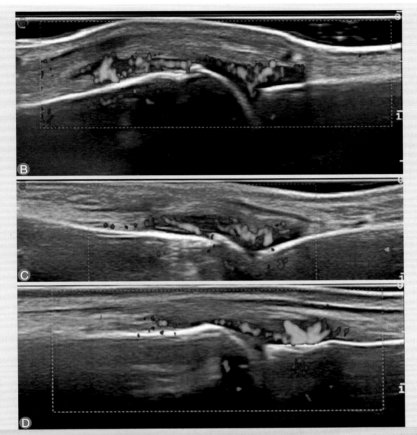

图4-19　能量多普勒3级病例声像图（图A示经典病例，图B、图C、图D示一般病例）

二、掌指关节背侧横切面

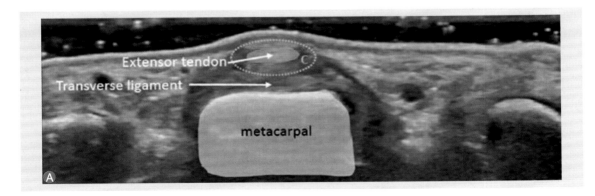

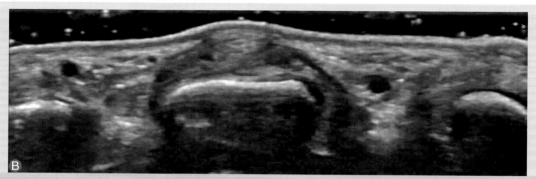

A.掌指关节背侧横切面示意图：滑膜位于横韧带深面，如果横切时可见滑膜结构，则至少判断为2级；若进一步判断为2级或3级时，则必须参考纵切面图像综合判定。C区（橙色圈）即使患者同时合并肌腱炎，也不影响滑膜炎的灰阶及能量多普勒信号分级评估；B.灰阶超声声像图。Extensor tendon：伸肌腱；Transverse ligament：横韧带；metacarpal：掌骨。

图4-20　掌指关节背侧横切面

1.掌指关节背侧横切面灰阶超声分级定义

滑膜炎评分：

- 0级定义（图4-21）；
- 2级定义（图4-22）。

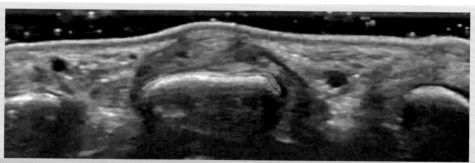

滑膜炎边缘光滑，厚度均匀，厚度<1 mm，伸肌腱没有移位，滑膜炎的内、外侧边缘呈锥形。

图4-21　灰阶超声0级

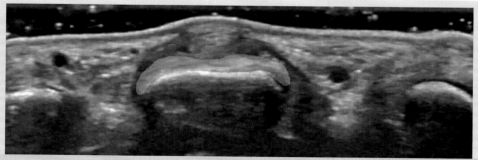

横韧带深面滑膜炎测量厚度均≥1 mm。

图4-22　灰阶超声2级

2.掌指关节背侧横切面灰阶超声分级示例

滑膜炎评分：

● 0级的病例（图4-23）；

● 2级的病例（图4-24）。

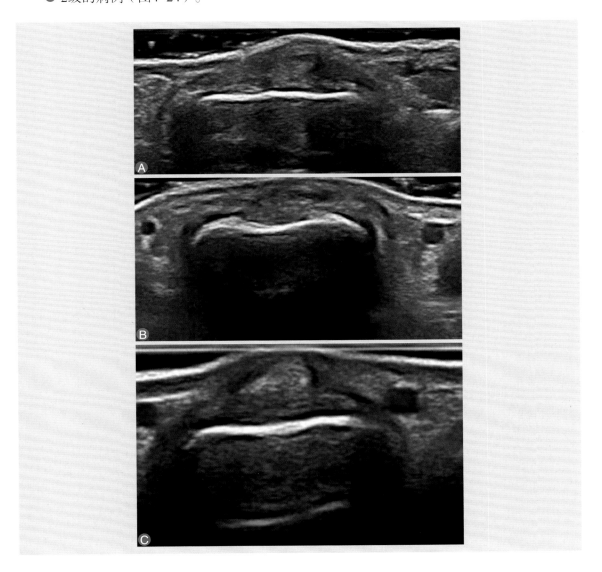

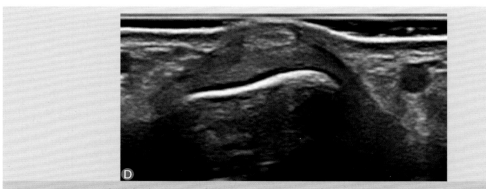

图4-23　灰阶超声0级病例声像图（图A示经典病例，图B、图C、图D示一般病例）

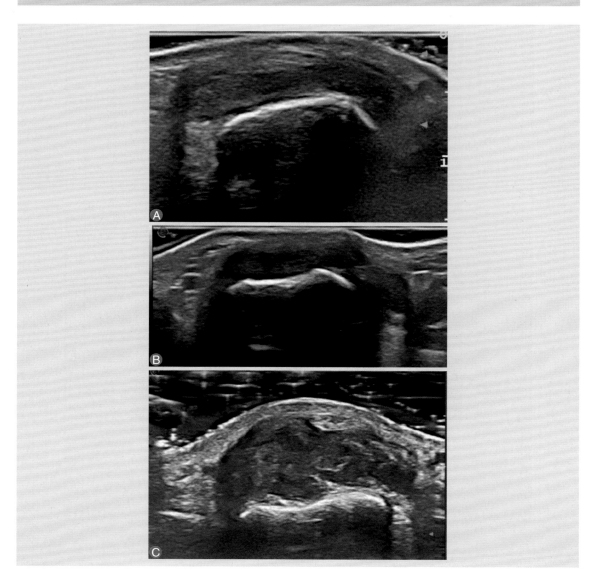

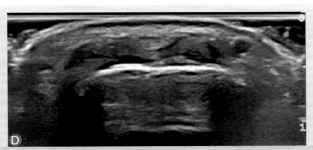

图4-24 灰阶超声2级病例声像图（图A示经典病例，图B、图C、图D示一般病例）

3.掌指关节背侧横切面能量多普勒分级定义

能量多普勒信号评分：

● 一般定义（图4-25）；

● 0级定义（图4-26）；

● 1级定义（图4-27）；

● 2级定义（图4-28）；

● 3级定义（图4-29）。

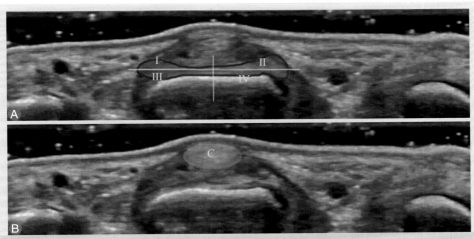

A.应用象限规则法：建立坐标轴，X轴平行于掌骨头，穿过滑膜炎中心，Y轴穿过掌骨头的中心，滑膜炎区域分成四个象限；B.肌腱炎时，C区（橙色圈）可见多普勒信号，但不影响关节的多普勒信号分级。

图4-25 掌指关节背侧横切面

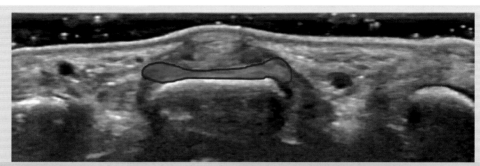

滑膜炎内未见多普勒信号。
图4-26 能量多普勒0级

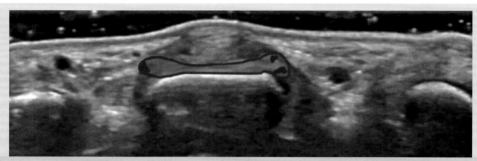

滑膜炎区域内最多三个离散多普勒信号，无多普勒信号聚集区。
图4-27 能量多普勒1级

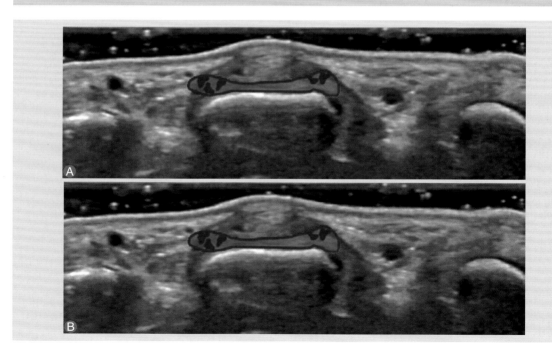

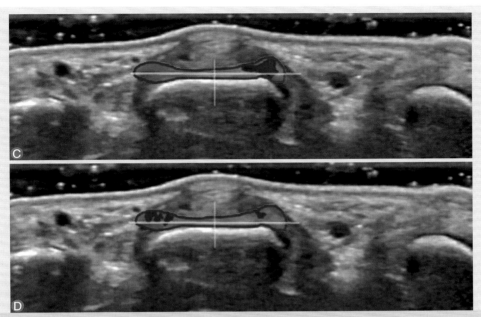

A、B.50%规则法：至少有一个多普勒信号聚集区，或者三个以上离散多普勒信号，覆盖不超过滑膜炎区域的50%；C、D.象限规则法：至少有一个多普勒信号聚集区，或者三个以上离散多普勒信号，使用坐标时，多普勒阳性象限不超过两个。

图4-28 能量多普勒2级

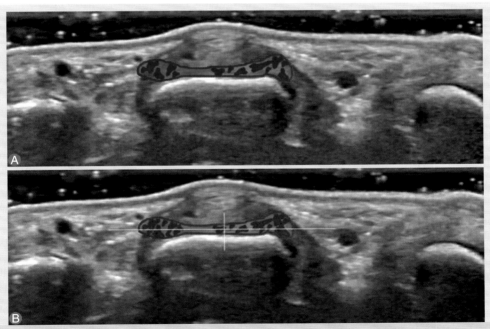

A.50%规则法：多普勒信号覆盖滑膜区域的50%以上；B.象限规则法：四个象限中至少有三个为多普勒阳性象限。

图4-29 能量多普勒3级

4.掌指关节背侧横切面能量多普勒分级示例

能量多普勒信号评分：

● 0级的病例（图4-30）；

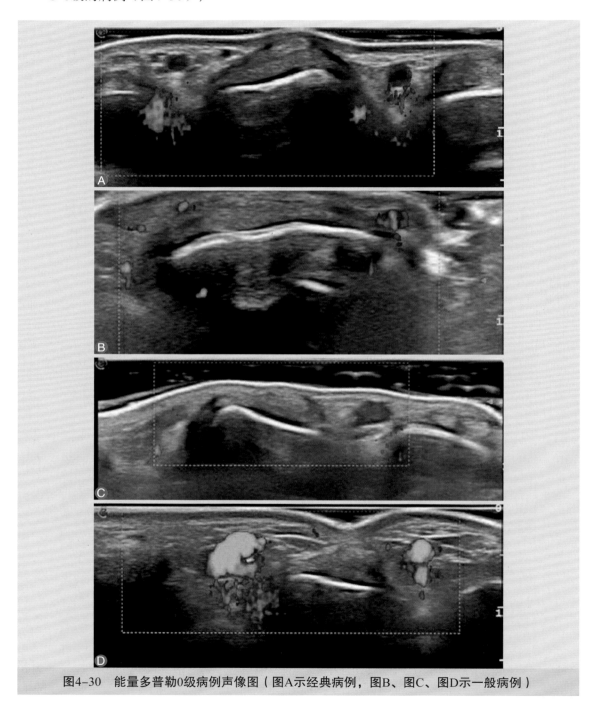

图4-30　能量多普勒0级病例声像图（图A示经典病例，图B、图C、图D示一般病例）

- 1级的病例（图4-31）；
- 2级的病例（图4-32）；
- 3级的病例（图4-33）。

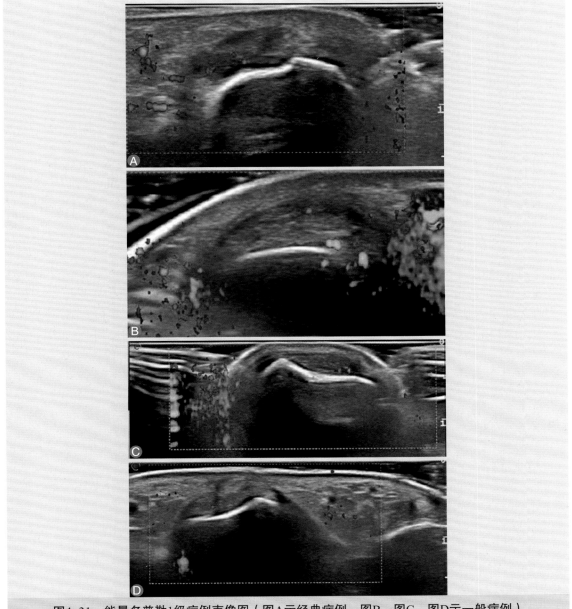

图4-31　能量多普勒1级病例声像图（图A示经典病例，图B、图C、图D示一般病例）

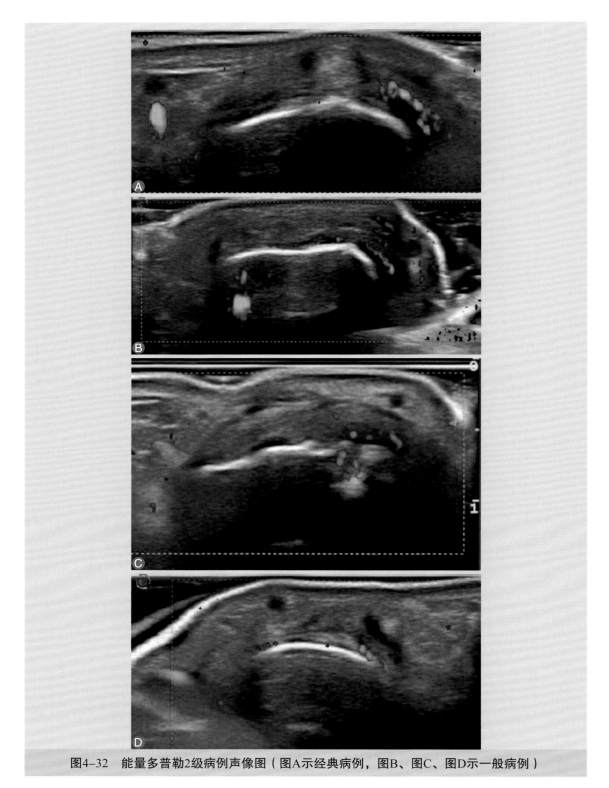

图4-32　能量多普勒2级病例声像图（图A示经典病例，图B、图C、图D示一般病例）

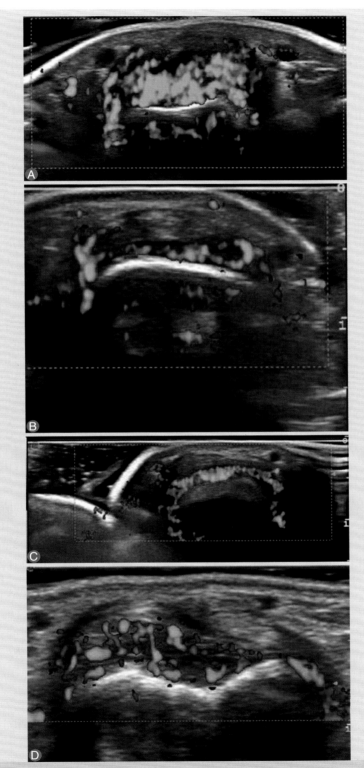

图4-33　能量多普勒3级病例声像图（图A示经典病例，图B、图C、图D示一般病例）

三、掌指关节掌侧纵切面

探头位置：将探头纵向放置于掌指关节掌侧，探头远端置于近节指骨，近端置于掌骨骨干。关节位于图像中心或偏右的位置，尽量充分显示整个掌指关节、关节囊和掌骨干。在探头和皮肤间应看到一层薄薄的耦合剂，以确保在超声检查时探头对关节表面没有过度施加压力（图4-34）。

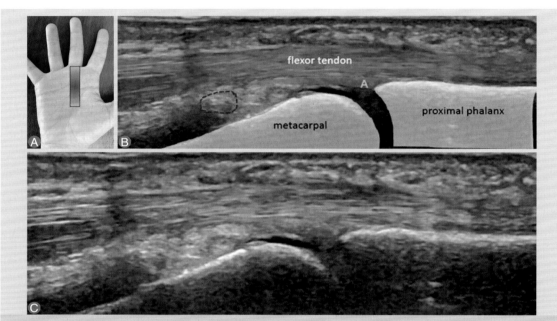

A.探头体表位置（长方框所示）；B.掌指关节掌侧纵切面示意图，在紫色虚线标记的区域（⋯），可见正常血管的血流信号；C.灰阶超声图像。请注意掌板（A）结构将关节囊与屈肌腱鞘分开，评估关节时，不应考虑该区域内的多普勒信号或回声减低区。flexor tendon：屈肌腱；metacarpal：掌骨；proximal phalanx：近节指骨。

图4-34 掌指关节掌侧纵切面

1.掌指关节掌侧纵切面灰阶超声分级定义

滑膜炎评分：

● 0级定义（图4-35）；

● 1级定义（图4-36）；

● 2级定义（图4-37）；

● 3级定义（图4-38）。

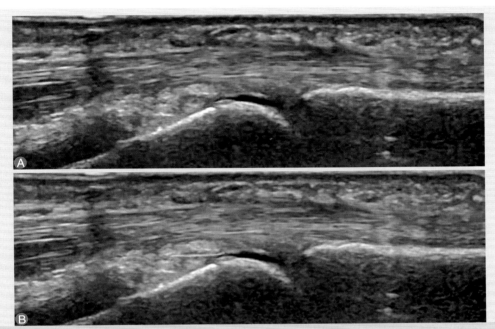

关节囊不显示，或近端可见尖的、纤细的低回声条带（黄色区域所示）。

图4-35　灰阶超声0级

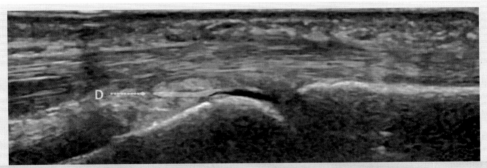

掌骨头近端可见滑膜炎，关节囊无扩张或掌骨头表面可见滑膜炎。近端关节囊（D）呈锥形尖端。

图4-36　灰阶超声1级

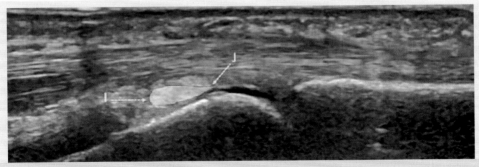

滑膜炎增厚，近端呈圆形（I），外观呈水滴状或圆形，未累及掌骨头（J）。

图4-37　灰阶超声2级

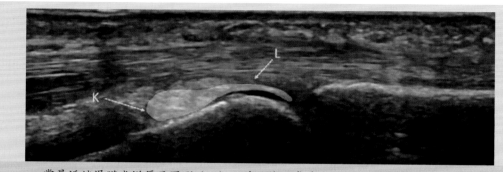

掌骨近端滑膜炎增厚呈圆形（K），并延伸至掌骨头（L）上方，掌板被抬起。

图4-38　灰阶超声3级

2.掌指关节掌侧纵切面灰阶超声分级示例

滑膜炎评分：

● 0级的病例（图4-39）；

● 1级的病例（图4-40）；

● 2级的病例（图4-41）；

● 3级的病例（图4-42）。

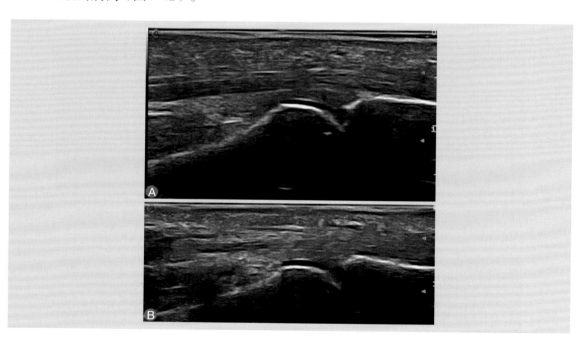

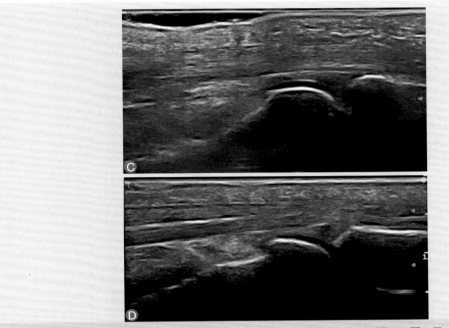

图4-39 灰阶超声0级病例声像图（图A示经典病例，图B、图C、图D示一般病例）

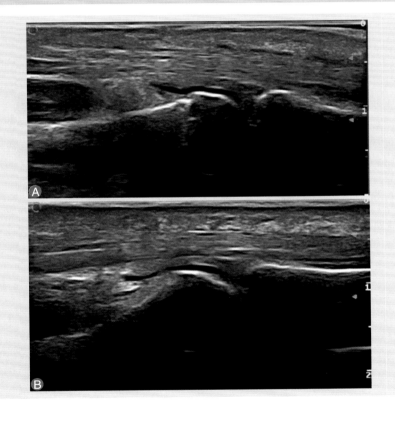

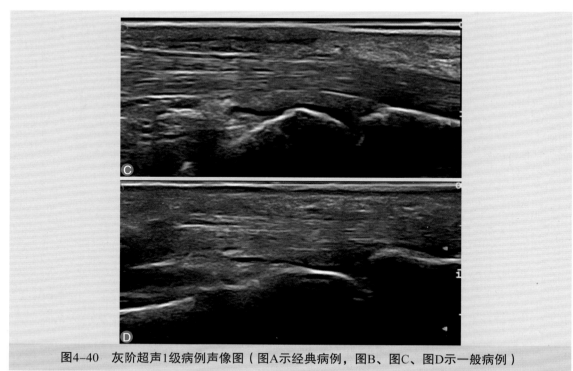

图4-40　灰阶超声1级病例声像图（图A示经典病例，图B、图C、图D示一般病例）

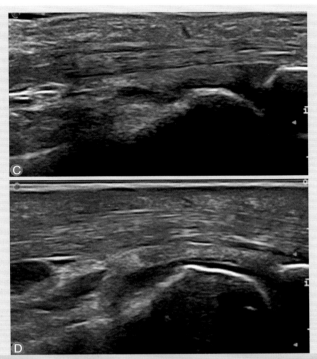

图4-41 灰阶超声2级病例声像图（图A示经典病例，图B、图C、图D示一般病例）

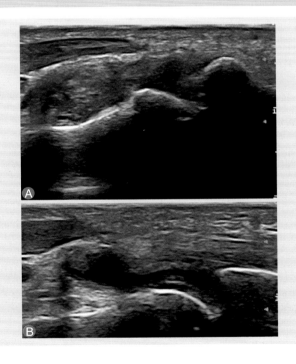

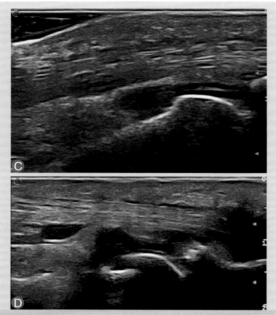

图4-42　灰阶超声3级病例声像图（图A示经典病例，图B、图C、图D示一般病例）

3.掌指关节掌侧纵切面能量多普勒分级定义

能量多普勒信号评分：

● 一般定义（图4-43）；

● 0级定义（图4-44）；

● 1级定义（图4-45）；

● 2级定义（图4-46）；

● 3级定义（图4-47）。

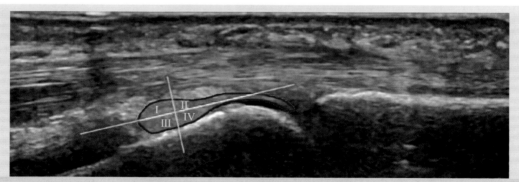

建立坐标轴，X轴平行于滑膜炎的长轴，穿过滑膜炎区域的中心。Y轴与X轴垂直并产生四个面积大致相等的象限，坐标轴非水平或垂直位。四个象限可以评估多普勒信号等级。

图4-43　应用象限规则法

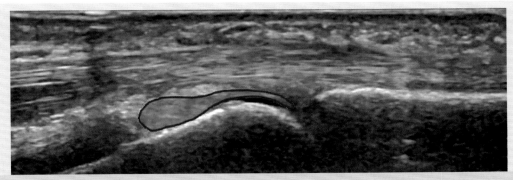

滑膜炎内未见多普勒信号。

图4-44 能量多普勒0级

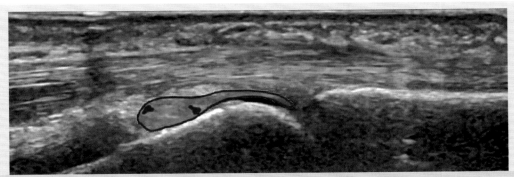

关节囊内最多三个离散多普勒信号，无信号聚集区。

图4-45 能量多普勒1级

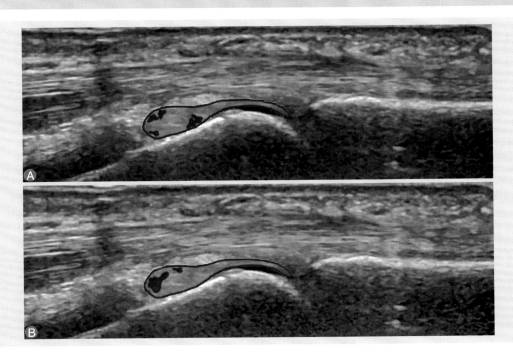

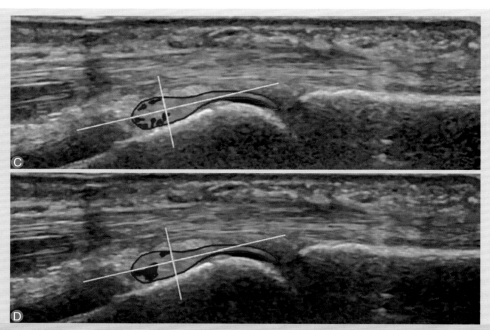

A、B.50%规则法：关节囊内可见超过三个以上离散多普勒信号区，或在滑膜炎内看到一处多普勒信号聚集区，覆盖不超过滑膜炎区域的50%；C、D.象限规则法：滑膜炎内至少有一个多普勒信号聚集区或三个以上离散多普勒信号，使用坐标时，多普勒阳性象限不超过两个。

图4-46 能量多普勒2级

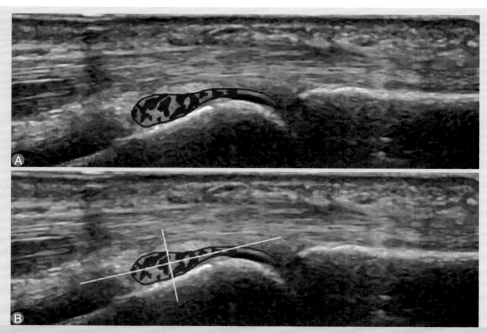

A.50%规则法：多普勒信号覆盖滑膜炎区域的50%以上；B.象限规则法：四个象限中至少有三个为多普勒阳性象限。

图4-47 能量多普勒3级

4.掌指关节掌侧纵切面能量多普勒分级示例

能量多普勒信号评分：

● 0级的病例（图4-48）；

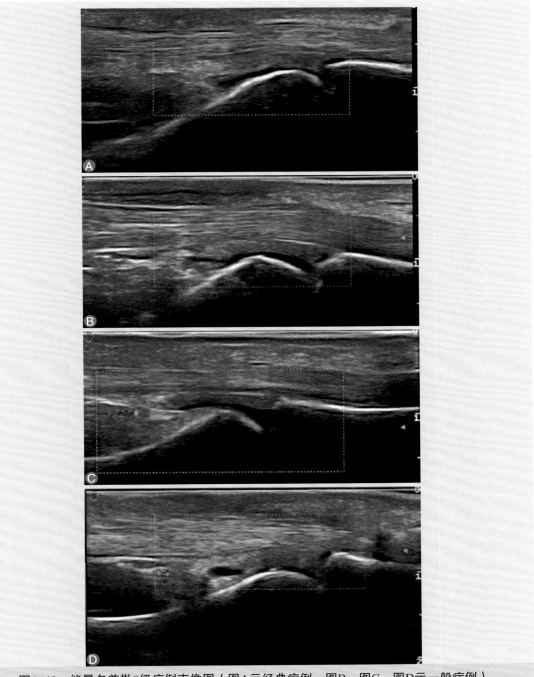

图4-48　能量多普勒0级病例声像图（图A示经典病例，图B、图C、图D示一般病例）

● 1级的病例（图4-49）；
● 2级的病例（图4-50）；
● 3级的病例（图4-51）。

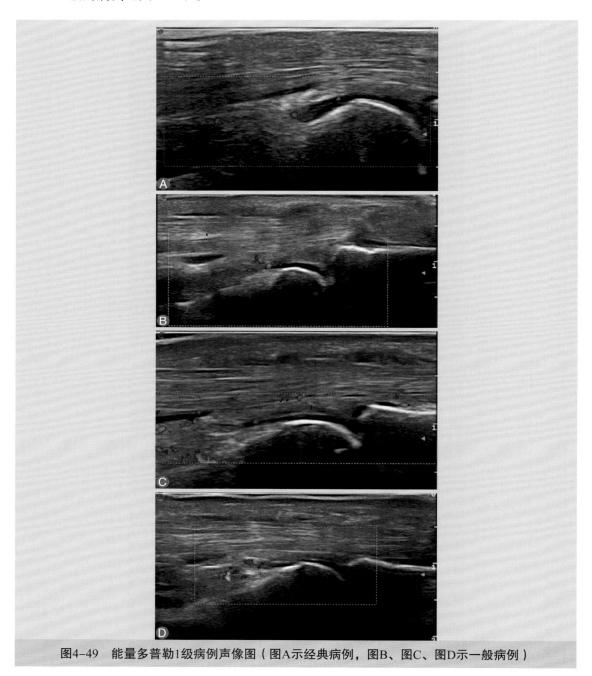

图4-49　能量多普勒1级病例声像图（图A示经典病例，图B、图C、图D示一般病例）

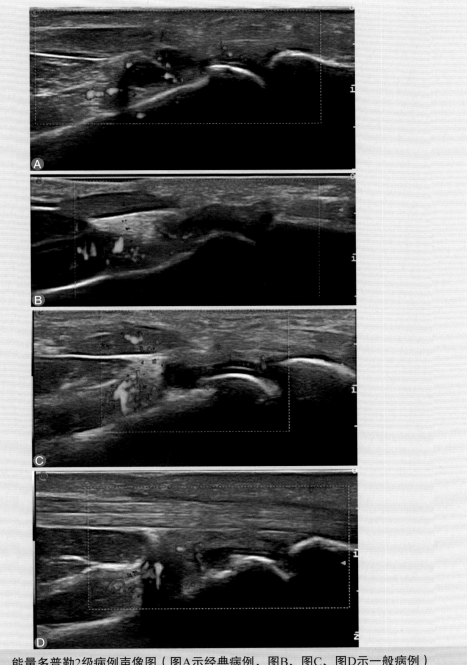

图4-50　能量多普勒2级病例声像图（图A示经典病例，图B、图C、图D示一般病例）

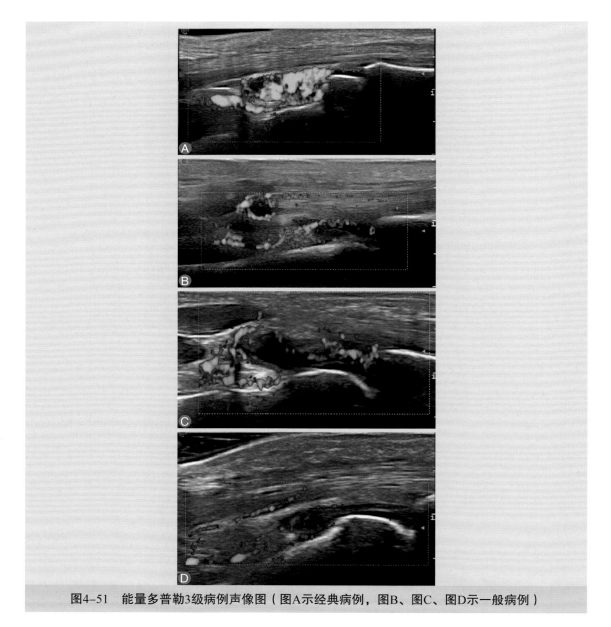

图4-51　能量多普勒3级病例声像图（图A示经典病例，图B、图C、图D示一般病例）

第五章

近节
指关节

一、近节指关节背侧纵切面

探头位置：将探头纵向置于近节指关节背侧，沿着长轴方向进行纵切扫查。探头远端位于中节指骨上，近端位于近节指骨上。近节指关节显示在图像屏幕的右侧，伸肌腱在骨表面上方显示，无须显示伸肌腱远端止点。理想情况下，应在探头和皮肤表面之间看到一层薄薄的耦合剂，以确认探头没有对关节施加压力（图5-1）。

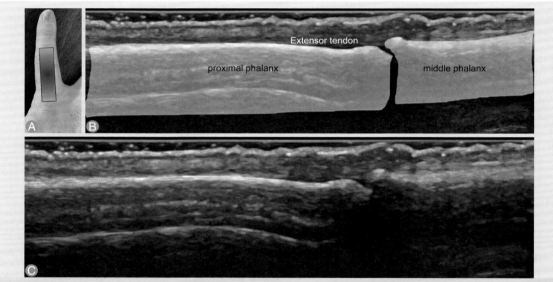

A.探头体表位置（长方框所示）；B.近节指关节背侧纵切面示意图；C.灰阶超声声像图。
Extensor tendon：伸肌腱；proximal phalanx：近节指骨；middle phalanx：中节指骨。
图5-1　近节指关节背侧纵切面

1.近节指关节背侧纵切面灰阶超声分级定义

滑膜炎评分：

● 一般定义；

● 0级定义（图5-2）；

● 1级定义（图5-3）；

● 2级定义（图5-4）；

● 3级定义（图5-5）。

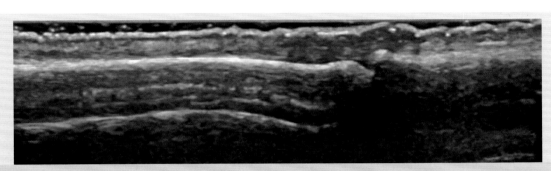

伸肌腱和近节指骨干之间无低回声的滑膜炎区域。

图5-2　灰阶超声0级

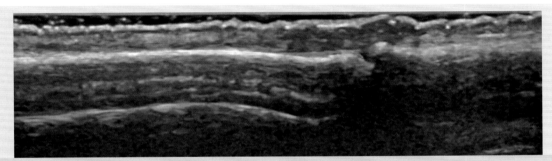

近节指骨干与伸肌腱之间可见条状低回声的滑膜炎区域，且肌腱未被抬起。

图5-3　灰阶超声1级

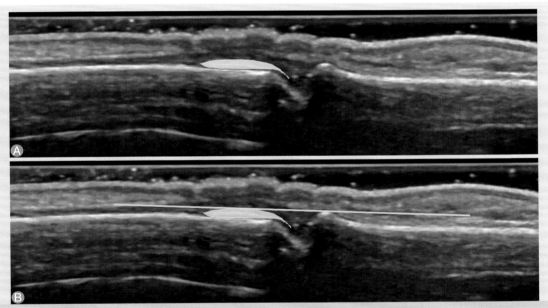

伸肌腱被增厚的滑膜炎区域抬起，滑膜炎区域不超过近节指关节最表浅的骨表面，最浅的位置一般位于近节指骨的远端或中节指骨的近端。水平线定义为与最浅骨表面及指骨长轴平行的线，但其不一定与探头表面平行。

图5-4　灰阶超声2级

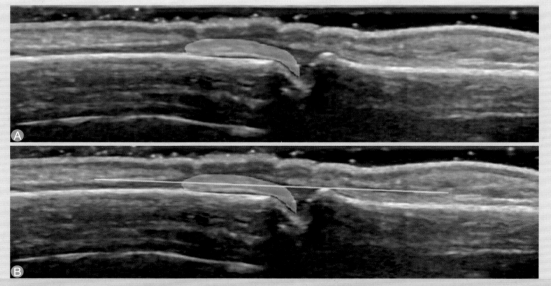

伸肌腱被增厚的滑膜炎区域抬起，表面边缘隆起，滑膜炎区域超过近节指关节最表浅的骨表面，最浅的位置可能位于近节指骨的远端或中节指骨的近端。水平线定义为与最浅骨表面及指骨长轴平行的线，但其不一定与探头表面平行。

图5-5　灰阶超声3级

2.近节指关节背侧纵切面灰阶超声分级示例

滑膜炎评分：

- 0级的病例（图5-6）；
- 1级的病例（图5-7）；
- 2级的病例（图5-8）；
- 3级的病例（图5-9）。

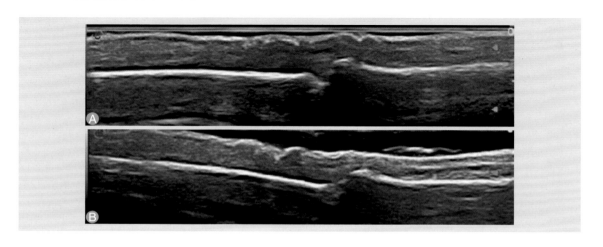

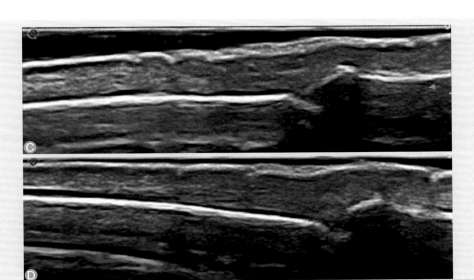

图5-6　灰阶超声0级病例声像图（图A示经典病例，图B、图C、图D示一般病例）

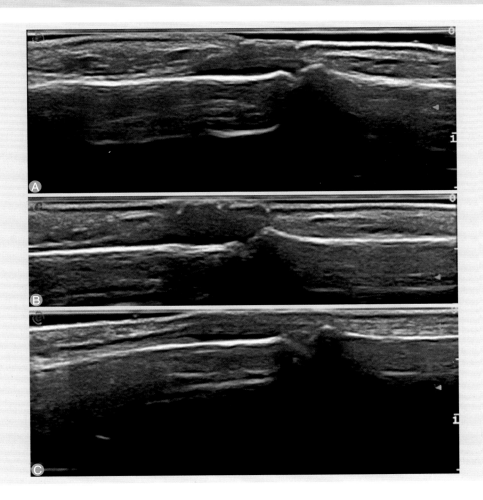

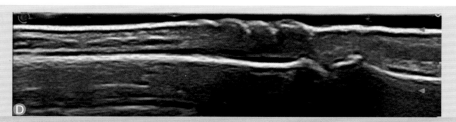

图5-7 灰阶超声1级病例声像图（图A示经典病例，图B、图C、图D示一般病例）

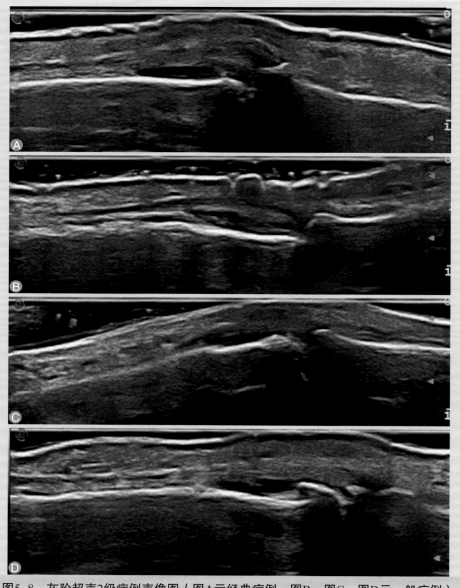

图5-8 灰阶超声2级病例声像图（图A示经典病例，图B、图C、图D示一般病例）

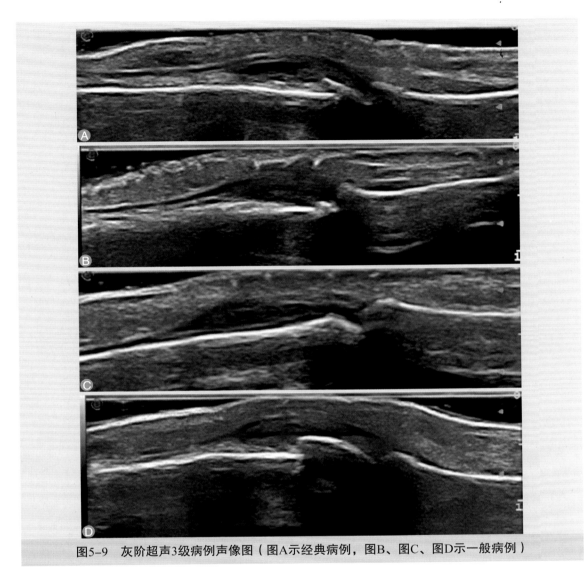

图5-9 灰阶超声3级病例声像图（图A示经典病例，图B、图C、图D示一般病例）

3.近节指关节背侧纵切面能量多普勒分级定义

能量多普勒信号评分：

● 一般定义（图5-10）；

● 0级定义（图5-11）；

● 1级定义（图5-12）；

● 2级定义（图5-13）；

● 3级定义（图5-14）。

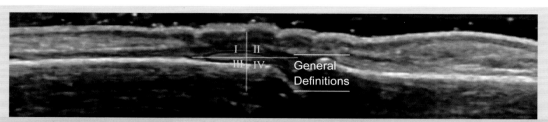

以滑膜炎区域中心为原点建立坐标轴，X轴平行于滑膜炎区域的长轴，Y轴穿过滑膜炎区域的中心与X轴垂直。须注意坐标轴相对于骨性标志或图像可能不是水平和垂直的，此时有四个象限可以对能量多普勒信号进行评估。General Definitions：一般定义。

图5-10　应用象限规则法

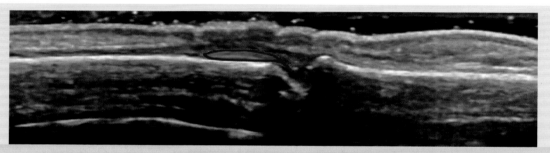

近节指关节囊内未见多普勒信号。

图5-11　能量多普勒0级

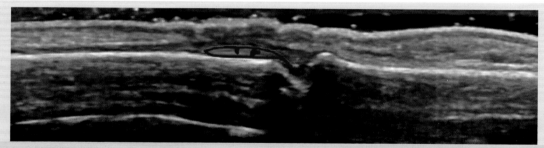

近节指关节囊内最多可见三个离散多普勒信号，无多普勒信号聚集区。

图5-12　能量多普勒1级

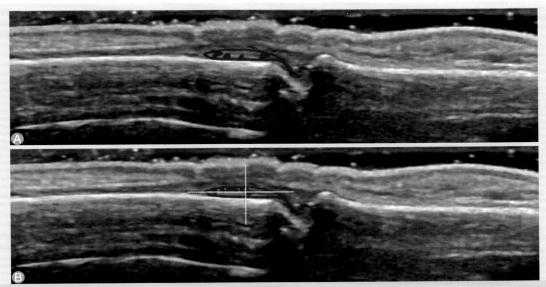

A.50%规则法：至少可见一个多普勒信号聚集区或三个以上离散多普勒信号，覆盖不超过50%的滑膜炎区域；B.象限规则法：至少可见一个多普勒信号聚集区或三个以上离散信号，多普勒阳性象限不超过两个。

图5-13 能量多普勒2级

虽然可以尝试使用象限规则法，但考虑到滑膜炎区域比较小而不建议使用，50%规则法更敏感，应考虑首先应用。

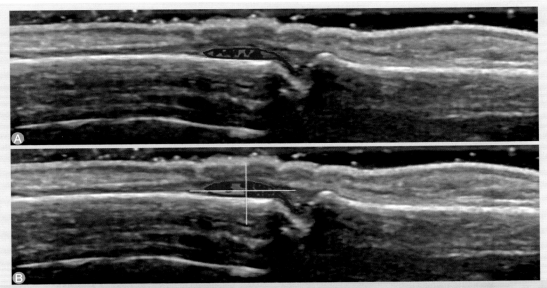

A.50%规则法：多普勒信号覆盖滑膜炎区域超过50%；B.象限规则法：四个象限中至少有三个为多普勒阳性象限。

图5-14 能量多普勒3级

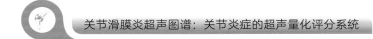

象限规则法可以应用于近节指关节滑膜炎的评估，但考虑到近节指关节滑膜炎区域比较小，故不建议使用，50%规则法相对更敏感，因而首先推荐使用。

4.近节指关节背侧纵切面能量多普勒分级示例

能量多普勒信号评分：

● 0级的病例（图5-15）；

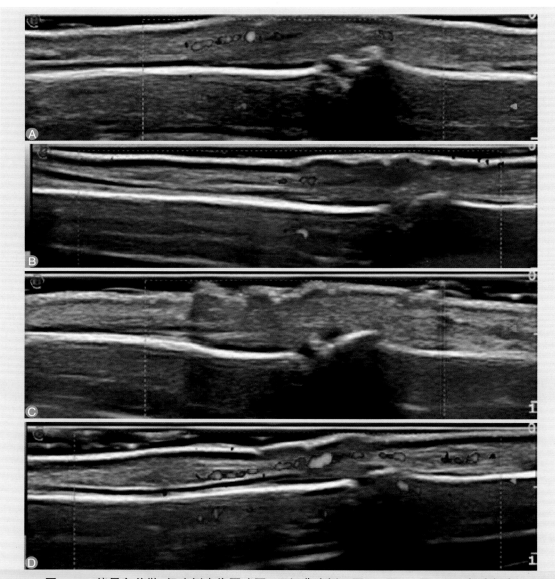

图5-15　能量多普勒0级病例声像图（图A示经典病例，图B、图C、图D示一般病例）

- 1级的病例（图5-16）；
- 2级的病例（图5-17）；
- 3级的病例（图5-18）。

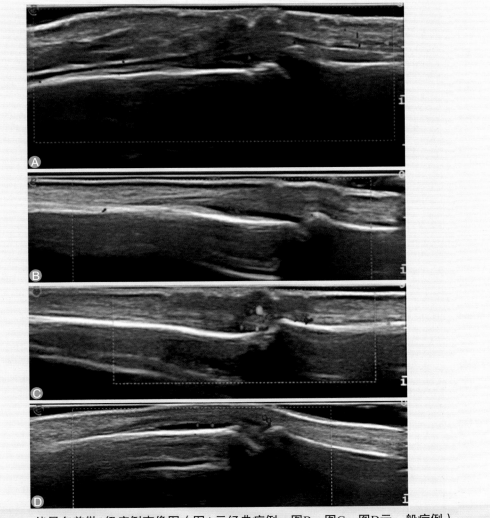

图5-16　能量多普勒1级病例声像图（图A示经典病例，图B、图C、图D示一般病例）

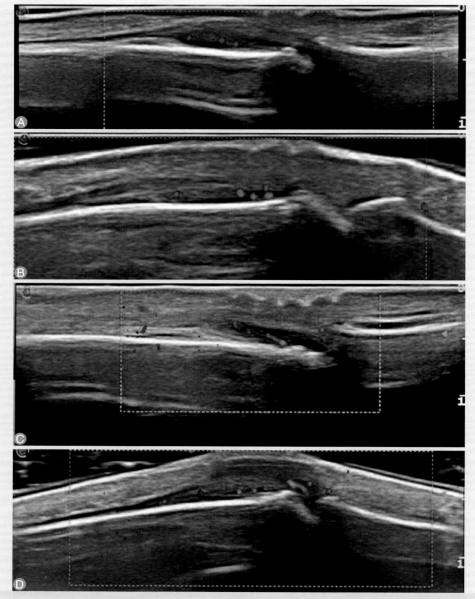

图5-17 能量多普勒2级病例声像图（图A示经典病例，图B、图C、图D示一般病例）

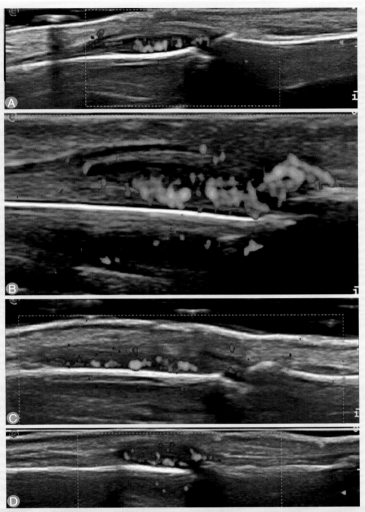

图5-18　能量多普勒3级病例声像图（图A示经典病例，图B、图C、图D示一般病例）

二、近节指关节背侧横切面

探头位置：探头放置在近节指骨远端背侧短轴进行横切扫查，图像的右侧为关节桡侧，图像的左侧为关节尺侧，图像的中央为近节指骨远端。图像中骨皮质表面通常较平坦，并非圆形，骨皮质表面可见透明软骨。注意调节机器避免出现各向异性伪像，伸肌腱应表现为高回声。理想情况下，应在探头和皮肤表面之间看到一层薄薄的耦合剂，以确认探头没有对关节施加压力（图5-19）。

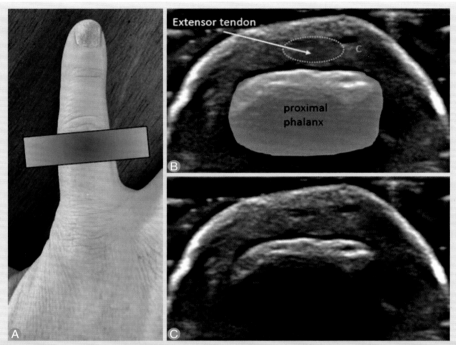

A.探头体表位置（长方框所示）；B.近节指关节背侧横切面示意图，所圈C区（橙色区）存在肌腱炎时，并不影响灰阶分级；C.灰阶超声声像图。Extensor tendon：伸肌腱；proximal phalanx：近节指骨。

图5-19　近节指关节背侧横切面

1.近节指关节背侧横切面灰阶超声分级定义

滑膜炎评分：

- 0级定义（图5-20）；
- 1级定义（图5-21）；
- 2级定义（图5-22）。

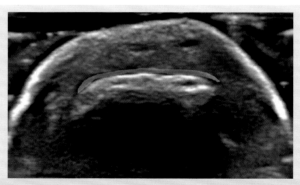

滑膜炎区域边缘光滑，厚度均匀，呈直径＜1 mm的条状区域，伸肌腱没有移位，滑膜内、外侧边缘呈锥形。

图5-20　灰阶超声0级

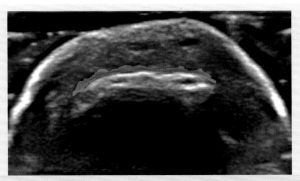

伸肌腱深部可见条状低回声，其边缘欠规则，伸肌腱未见移位。近节指关节内、外侧关节囊均
未见扩张。

图5-21　灰阶超声1级

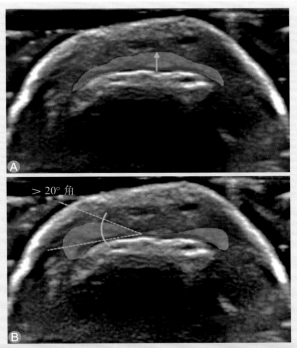

A.伸肌腱被下方增厚的滑膜炎区域抬起（箭头所指）；B.近节指关节内、外侧均可见关节囊扩张。

图5-22　灰阶超声2级

2.近节指关节背侧横切面灰阶超声分级示例

滑膜炎评分：

- 0级的病例（图5-23）；
- 1级的病例（图5-24）；
- 2级的病例（图5-25）。

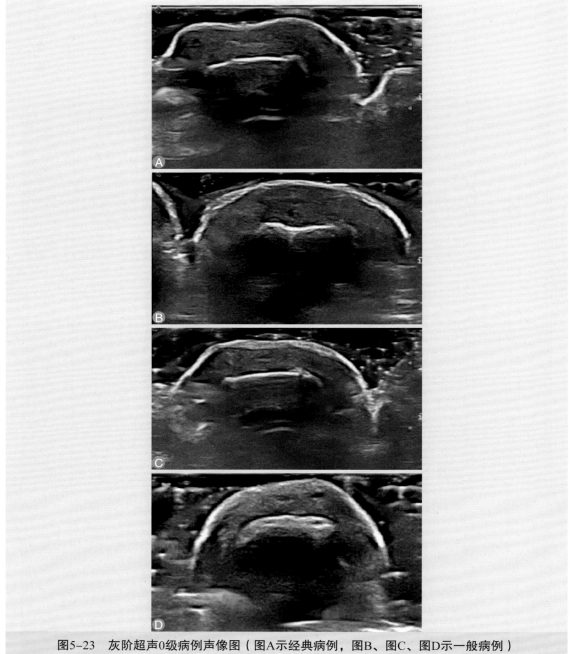

图5-23　灰阶超声0级病例声像图（图A示经典病例，图B、图C、图D示一般病例）

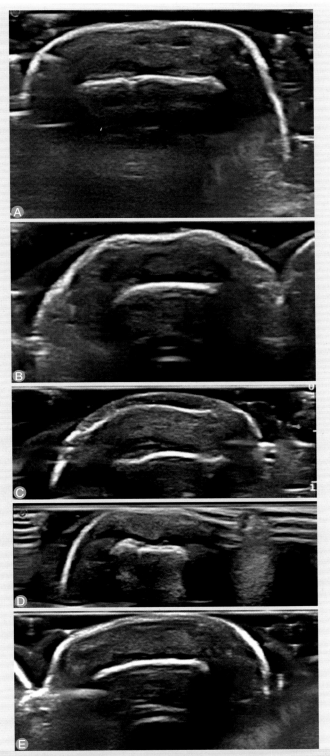

图5-24　灰阶超声1级病例声像图（图A示经典病例，图B、图C、图D、图E示一般病例）

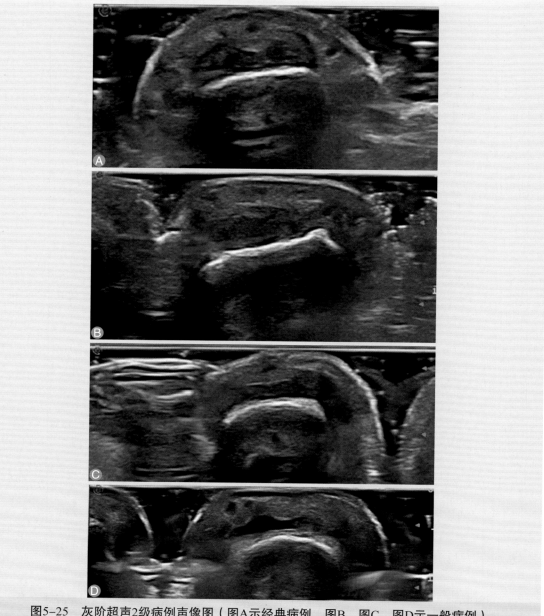

图5-25 灰阶超声2级病例声像图（图A示经典病例，图B、图C、图D示一般病例）

3.近节指关节背侧横切面能量多普勒分级定义

能量多普勒信号评分：

● 一般定义（图5-26）；

● 0级定义（图5-27）；

● 1级定义（图5-28）；

● 2级定义（图5-29）；
● 3级定义（图5-30）。

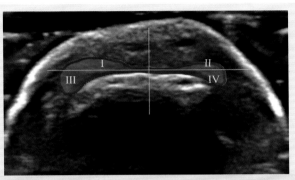

虽然在关节中心可以建立坐标轴形成四个象限，但鉴于滑膜炎区域较小，不建议对近节指关节横切面使用象限规则法。

图5-26　应用象限规则法

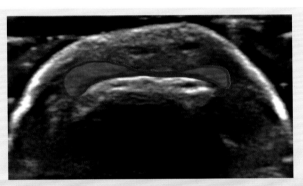

近节指关节囊内未见多普勒信号。

图5-27　能量多普勒0级

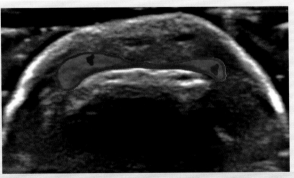

近节指关节囊内最多出现三个离散多普勒信号，未见多普勒信号聚集区。

图5-28　能量多普勒1级

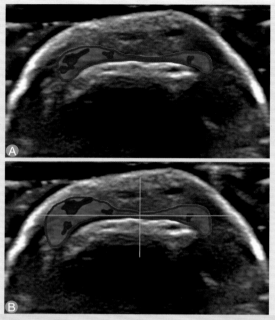

A.50%规则法：至少可见一处多普勒信号聚集或三个以上离散多普勒信号覆盖不超过50%的滑膜炎区域；B.象限规则法：至少可见一个多普勒信号聚集区或三个以上离散信号，多普勒阳性象限不超过两个。

图5-29 能量多普勒2级

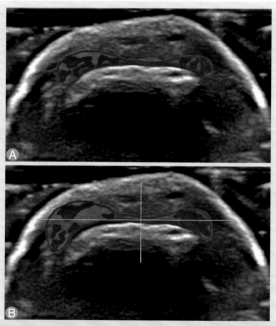

A.50%规则法：多普勒信号覆盖50%以上滑膜炎区域；B.象限规则法：四个象限中至少有三个为多普勒阳性象限。

图5-30 能量多普勒3级

虽然可以尝试使用象限规则法，将十字准线放置在关节中心形成四个象限，但是考虑到近节指关节滑膜炎区域较小，因而不推荐使用该方法。

4.近节指关节背侧横切面能量多普勒分级示例

能量多普勒信号评分：

● 0级的病例（图5-31）；

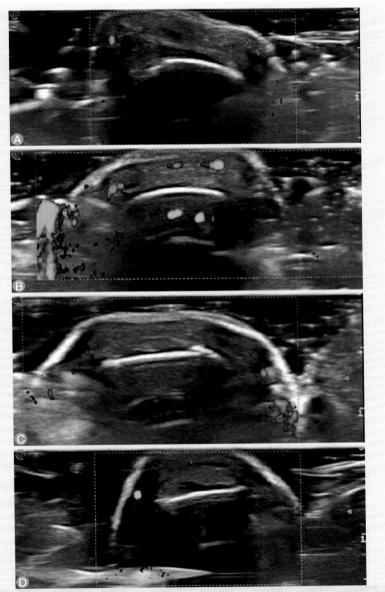

图5-31 能量多普勒0级病例声像图（图A示经典病例，图B、图C、图D示一般病例）

- 1级的病例（图5-32）；
- 2级的病例（图5-33）；
- 3级的病例（图5-34）。

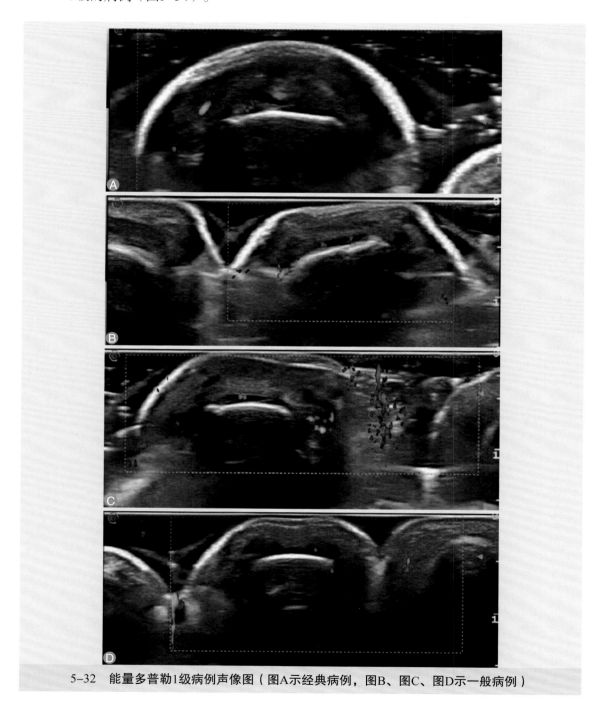

5-32　能量多普勒1级病例声像图（图A示经典病例，图B、图C、图D示一般病例）

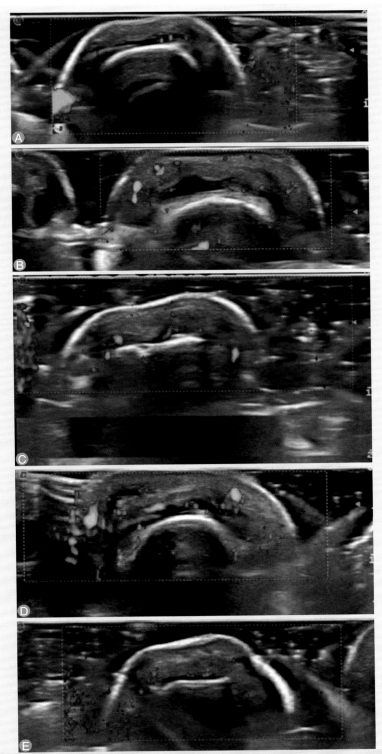

图5-33　能量多普勒2级病例声像图（图A示经典病例，图B、图C、图D、图E示一般病例）

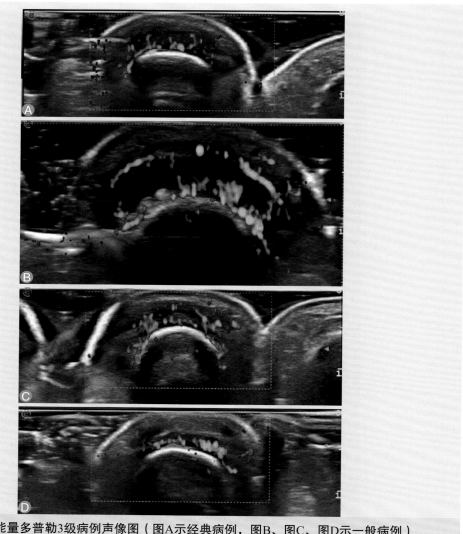

图5-34 能量多普勒3级病例声像图（图A示经典病例，图B、图C、图D示一般病例）

三、近节指关节掌侧纵切面

探头位置：将探头纵向置于近节指关节沿着掌侧长轴方向进行纵切扫查。远端放置于中节指骨上，近端放置于近节指骨上。关节呈现在图像的中间偏右位置或中心位置，并且图像应涵盖整个近节指关节及关节囊。理想情况下，应在探头和皮肤表面之间看到一层薄薄的耦合剂，以确认探头没有对关节施加压力（图5-35）。

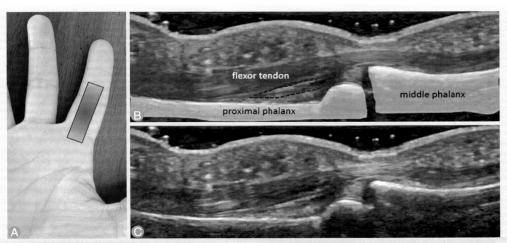

A.探头体表位置（长方框所示）；B.近节指关节掌侧纵切面示意图：在用紫色虚线标记的区域中（　），正常的血管或腱鞘炎都可能会产生多普勒信号，此外，还可以看到新月形低回声，这与屈肌腱有关，在评估关节滑膜时可忽略；C.灰阶超声声像图。flexor tendon：屈肌腱；proximal phalanx：近节指骨；middle phalanx：中节指骨。

图5-35　近节指关节掌侧纵切面

1.近节指关节掌侧纵切面灰阶超声分级定义

滑膜炎评分：

- 一般定义（图5-36）；
- 0级定义（图5-37）；

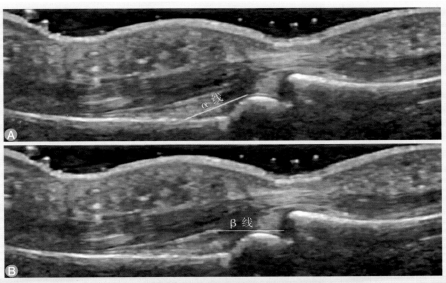

A.α线是从近节指骨远端头部关节面最浅位置与延伸至近节指骨干的关节囊止点的连线；B.β线是经近节指骨远端头部最浅位置的水平线。

图5-36　α线与β线定义

- 1级定义（图5-38）；
- 2级定义（图5-39）；
- 3级定义（图5-40）。

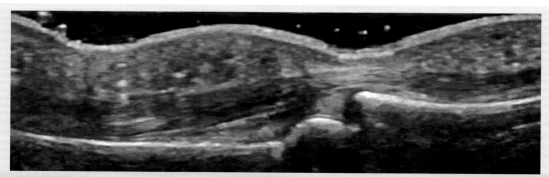

近节指关节囊内未见滑膜炎区域。
图5-37　灰阶超声0级

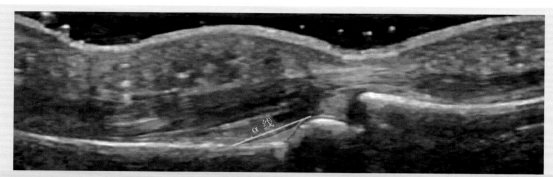

近节指关节滑膜炎区域未超过α线，关节囊表面凹陷或变成一直线。
图5-38　灰阶超声1级

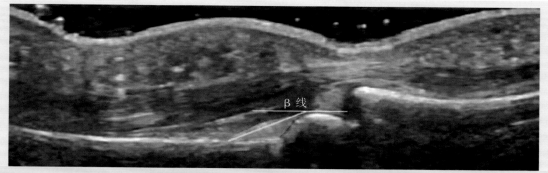

增厚的滑膜炎区域超过α线，但未超过β线，可见关节囊表面突起。
图5-39　灰阶超声2级

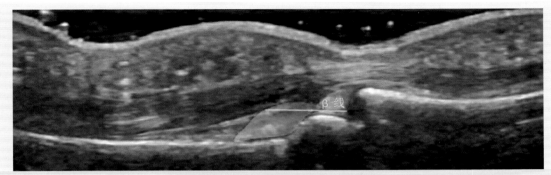

滑膜炎区域超越β线，并可见关节囊表面突起。
图5-40 灰阶超声3级

2.近节指关节掌侧纵切面灰阶超声分级示例

滑膜炎评分：

- 0级的病例（图5-41）；
- 1级的病例（图5-42）；
- 2级的病例（图5-43）；
- 3级的病例（图5-44）。

第2～5指近节指关节掌侧纵切面

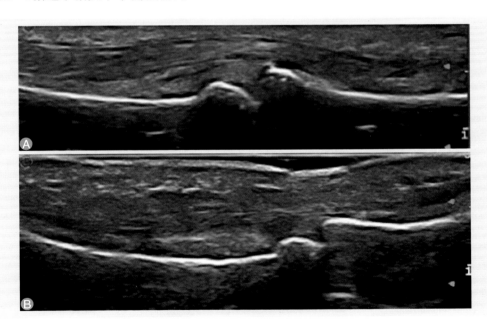

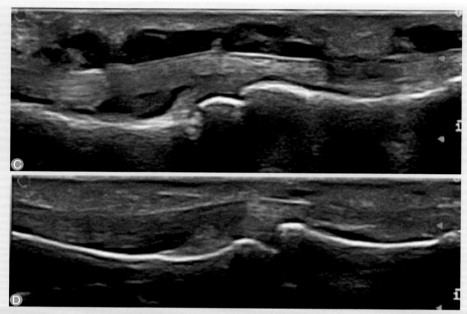

图5-41 灰阶超声0级病例声像图（图A示经典病例，图B、图C、图D示一般病例）

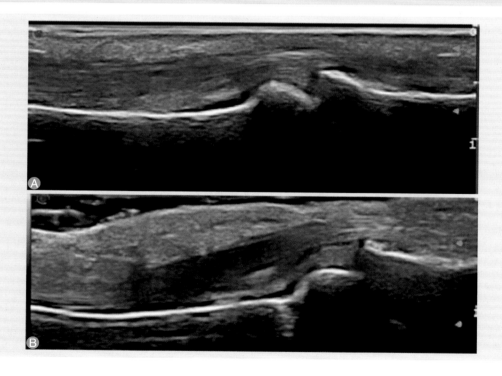

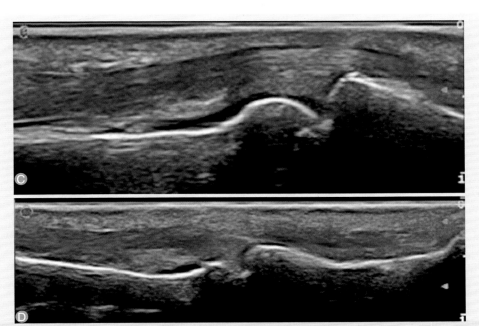

图5-42　灰阶超声1级病例声像图（图A示经典病例，图B、图C、图D示一般病例）

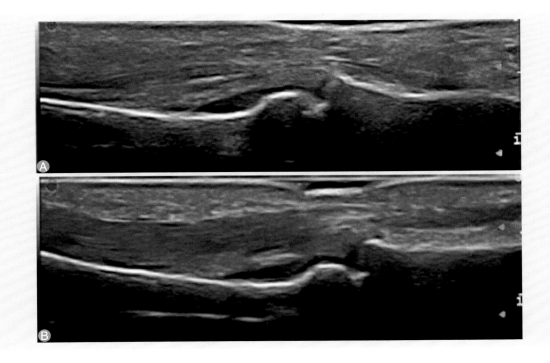

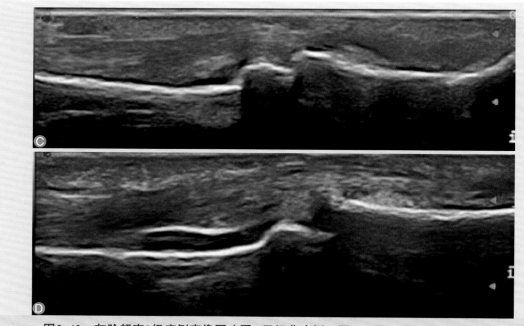

图5-43 灰阶超声2级病例声像图（图A示经典病例，图B、图C、图D示一般病例）

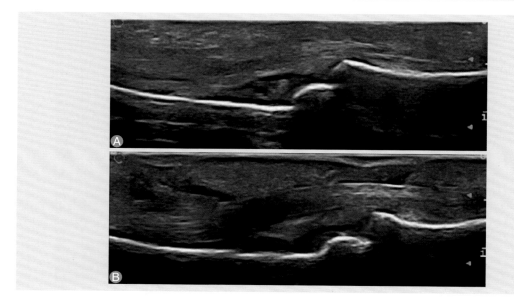

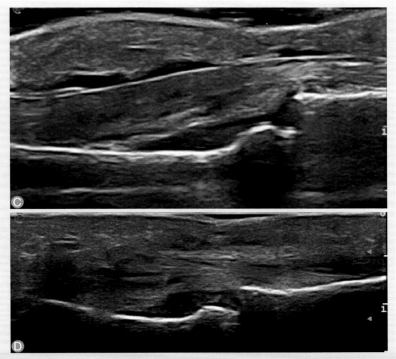

图5-44　灰阶超声3级病例声像图（图A示经典病例，图B、图C、图D示一般病例）

3.近节指关节掌侧纵切面能量多普勒分级定义

能量多普勒信号评分：

● 一般定义（图5-45）；

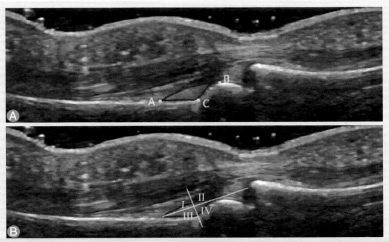

A.建立坐标轴，X轴为关节囊近节指骨干止点（A点）与近节指骨远端头部最浅位置（B点）的连线，Y轴是经过近节指骨远端颈部上的最深点（C点）与X轴的垂直线；B.采用四个象限可以对能量多普勒信号进行评分。

图5-45　应用象限规则法

- 0级定义（图5-46）；
- 1级定义（图5-47）；
- 2级定义（图5-48）；
- 3级定义（图5-49）。

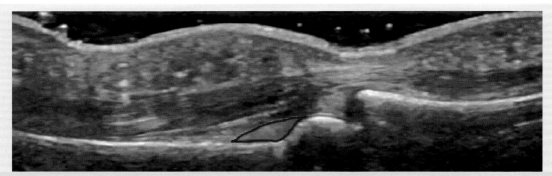

近节指关节囊内未见多普勒信号。

图5-46　能量多普勒0级

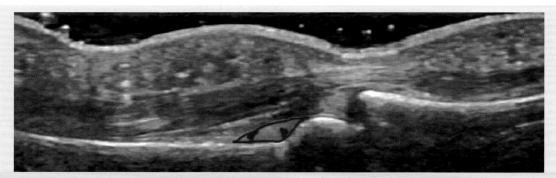

近节指关节囊内最多可见三个离散多普勒信号，无多普勒信号聚集区。

图5-47　能量多普勒1级

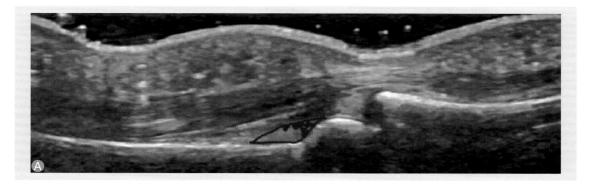

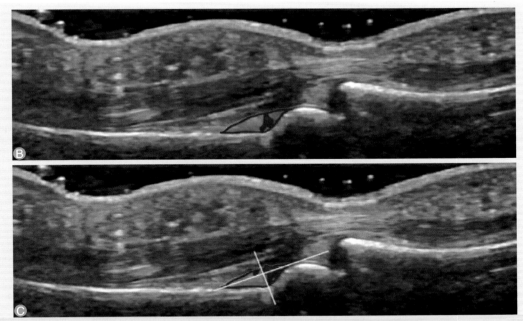

A、B.50%规则法：至少可见一处多普勒信号聚集区或三个以上离散多普勒信号，覆盖不超过50%的滑膜炎区域；C.象限规则法：至少可见一个多普勒信号聚集区或三个以上离散多普勒信号，多普勒阳性象限不超过两个。

图5-48　能量多普勒2级

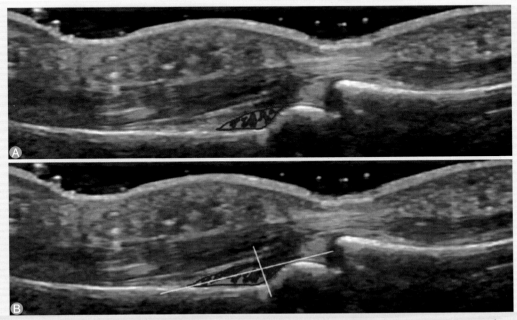

A.50%规则法：多普勒信号覆盖超过50%的滑膜炎区域；B.象限规则法：四个象限中至少有三个为多普勒阳性象限。

图5-49　能量多普勒3级

考虑到近节指关节滑膜炎区域较小，可以尝试使用象限规则法，但不推荐，因为50%规则法更敏感，因而首先推荐应用50%规则法。

4.近节指关节掌侧纵切面能量多普勒分级示例

能量多普勒信号评分：

● 0级的病例（图5-50）；

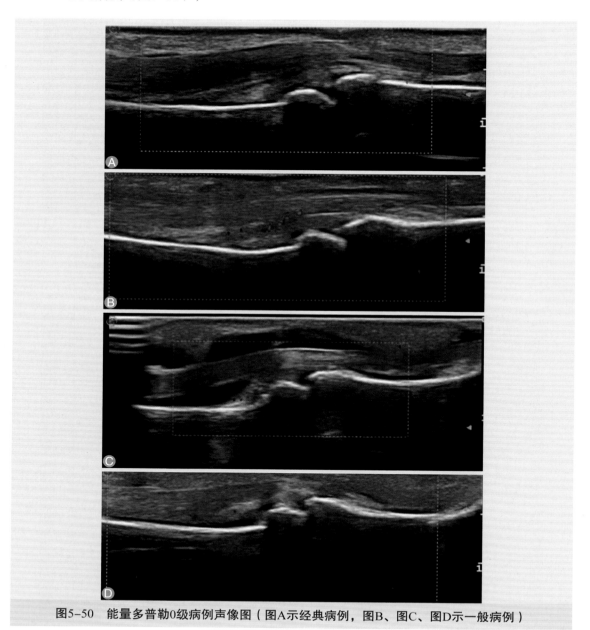

图5-50　能量多普勒0级病例声像图（图A示经典病例，图B、图C、图D示一般病例）

- 1级的病例（图5-51）；
- 2级的病例（图5-52）；
- 3级的病例（图5-53）。

第2～5指近节指关节掌侧纵切面

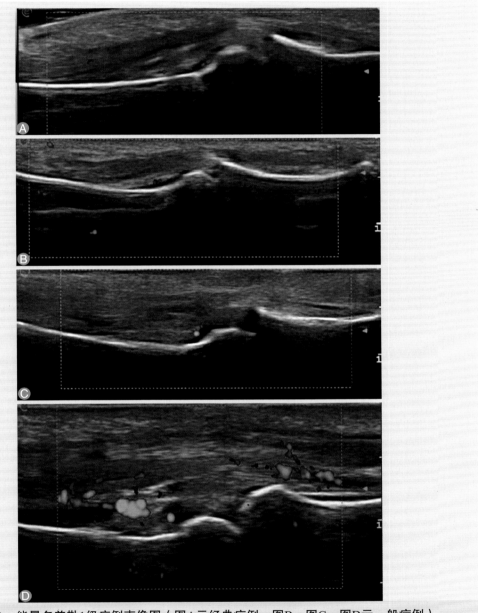

图5-51　能量多普勒1级病例声像图（图A示经典病例，图B、图C、图D示一般病例）

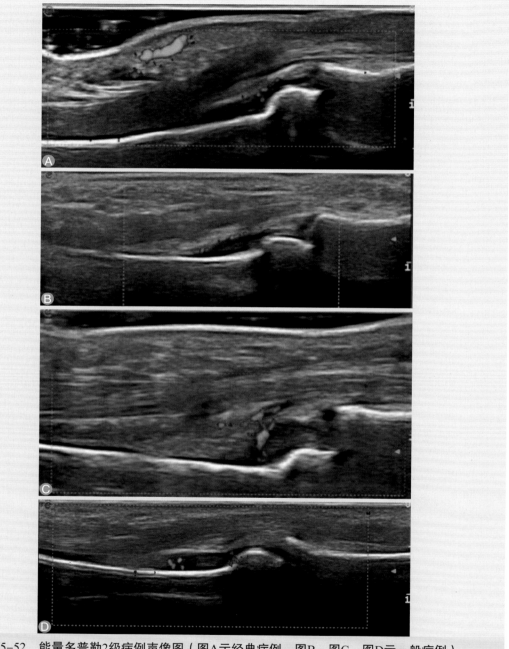

图5-52　能量多普勒2级病例声像图（图A示经典病例，图B、图C、图D示一般病例）

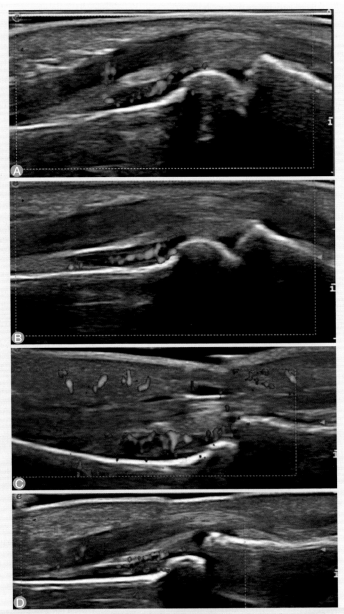

图5-53　能量多普勒3级病例声像图（图A示经典病例，图B、图C、图D示一般病例）

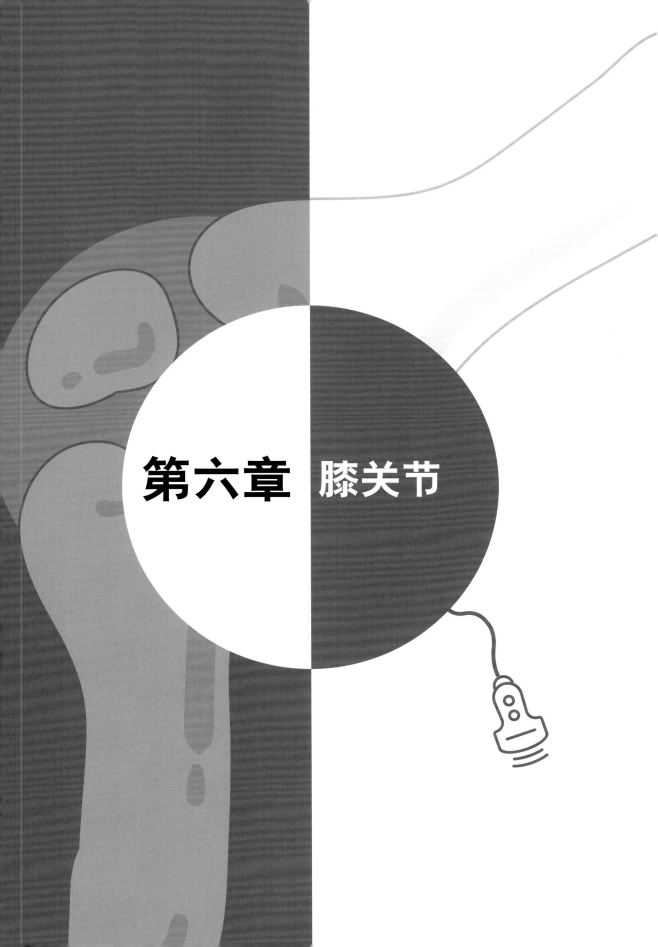

第六章 膝关节

一、膝关节内侧髌旁短轴切面

探头位置：将探头横向放置在内侧膝关节上，探头远端置于髌骨内侧的近端，横跨内侧髌股关节，探头近端置于股骨内侧髁上。探头略微倾斜，使关节位于图像中央。髌骨近端在图像左侧，髌股关节在图像中央偏左，股骨内侧髁在图像中央和右侧。理想情况下，应在探头和皮肤表面之间看到一层薄薄的耦合剂，以确认探头没有对关节施加压力（图6-1）。

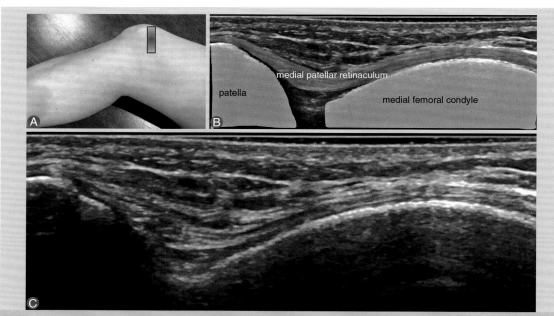

A.探头体表位置（长方框所示）；B.灰阶超声显示髌骨、股骨内侧髁及髌内侧支持带；C.灰阶超声声像图。patella：髌骨；medial femoral condyle：股骨内侧髁；medial patellar retinaculum：髌内侧支持带。

图6-1　膝关节内侧髌旁短轴切面

1.膝关节内侧髌旁短轴切面灰阶超声分级定义

滑膜炎评分：

● 一般定义；

● 0级定义（图6-2）；

● 1级定义（图6-3）；

● 2级定义（图6-4）；

● 3级定义（图6-5）。

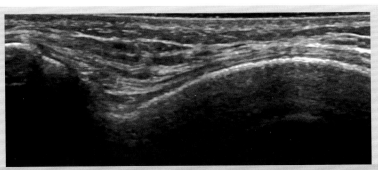

隐窝内未见低回声或无回声信号。

图6-2　灰阶超声0级

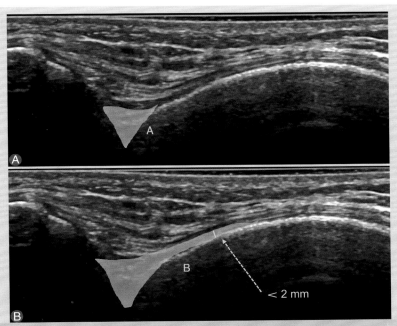

滑膜炎局限于隐窝（A），或沿股骨内侧髁延伸（B），但沿股骨内侧髁的厚度不超过2 mm。

图6-3　灰阶超声1级

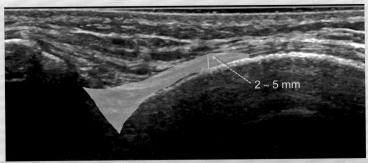

滑膜炎沿股骨内侧髁延伸，最厚处的厚度为2～5 mm，关节囊的内侧缘和外侧缘大致平行。

图6-4　灰阶超声2级

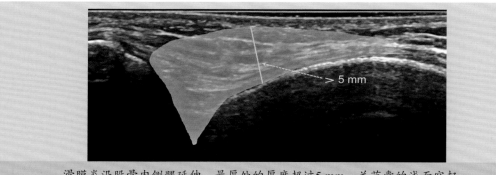

滑膜炎沿股骨内侧髁延伸，最厚处的厚度超过5 mm，关节囊的浅面突起。

图6-5 灰阶超声3级

2.膝关节内侧髌旁短轴切面灰阶超声分级示例

滑膜炎评分：

- 0级的病例（图6-6）；
- 1级的病例（图6-7）；
- 2级的病例（图6-8）；
- 3级的病例（图6-9）。

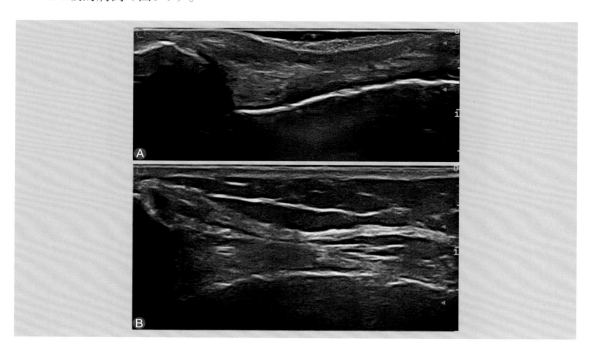

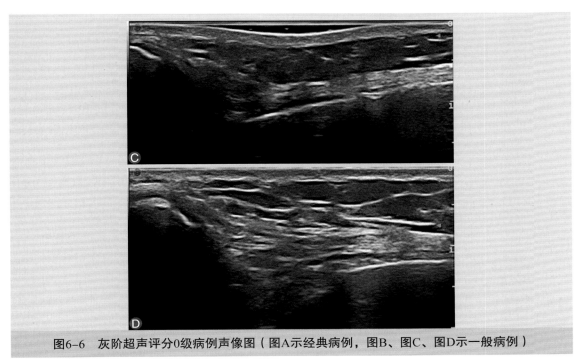

图6-6　灰阶超声评分0级病例声像图（图A示经典病例，图B、图C、图D示一般病例）

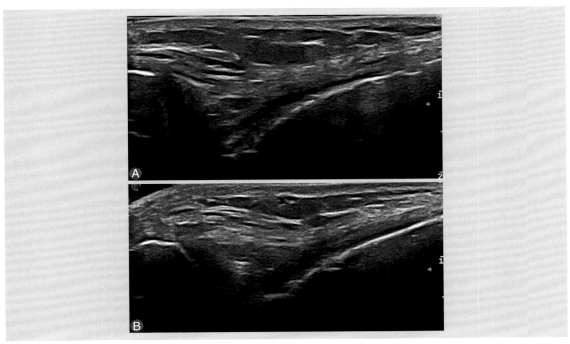

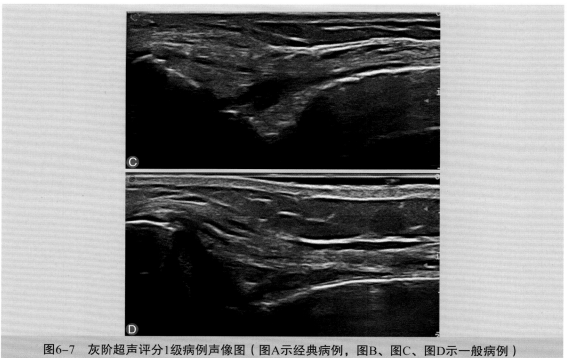

图6-7　灰阶超声评分1级病例声像图（图A示经典病例，图B、图C、图D示一般病例）

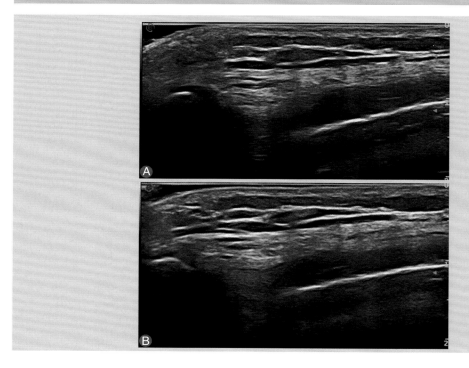

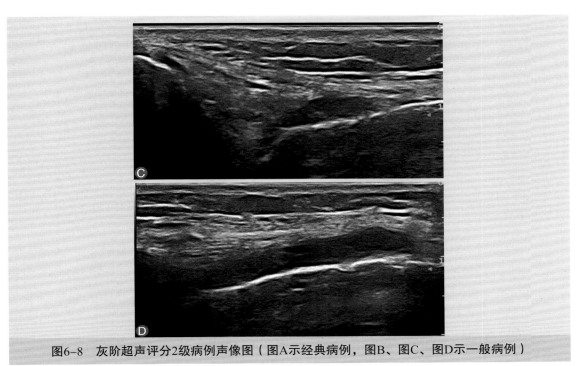

图6-8 灰阶超声评分2级病例声像图（图A示经典病例，图B、图C、图D示一般病例）

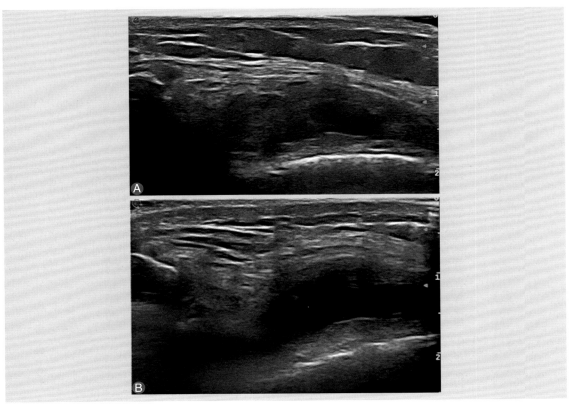

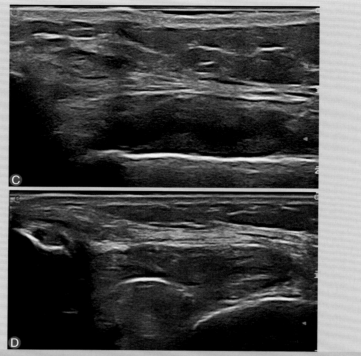

图6-9　灰阶超声3级病例声像图（图A示经典病例，图B、图C示一般病例，图D示有原位人工膝关节）

3.膝关节内侧髌旁短轴切面能量多普勒分级定义

能量多普勒信号评分：

● 一般定义（图6-10）；

● 0级定义（图6-11）；

● 1级定义（图6-12）；

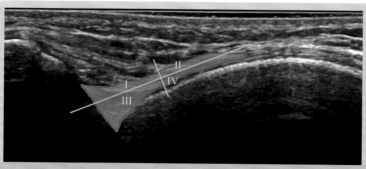

建立坐标轴，X轴将滑膜炎区域长轴一分为二，Y轴穿过滑膜中心并垂直于X轴，坐标轴并不一定是水平和垂直的。有四个象限可评估多普勒信号。

图6-10　应用象限规则法

● 2级定义（图6-13）；
● 3级定义（图6-14）。

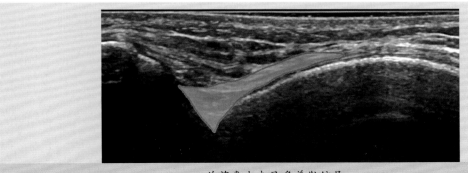

关节囊内未见多普勒信号。
图6-11 能量多普勒0级

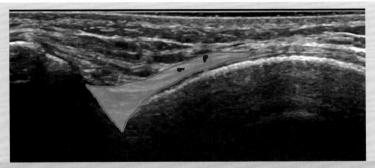

关节囊内显示最多三个离散多普勒信号，无信号聚集区。
图6-12 能量多普勒1级

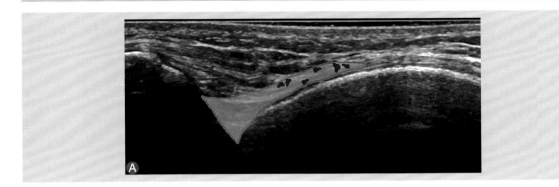

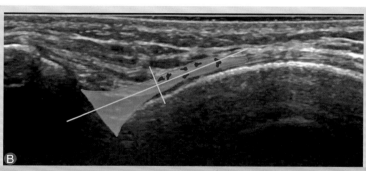

A.50%规则法：至少有一个多普勒信号聚集区，或三个以上离散的多普勒信号，覆盖滑膜炎区域不超过50%；B.象限规则法：至少有一个多普勒信号聚集区，或三个以上离散的多普勒信号。若使用坐标，多普勒阳性象限不超过两个。

图6-13　能量多普勒2级

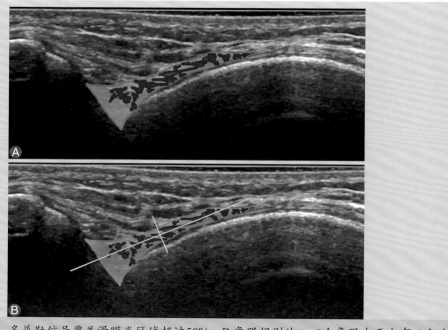

A.50%规则法：多普勒信号覆盖滑膜炎区域超过50%；B.象限规则法：四个象限中至少有三个为多普勒阳性象限。

图6-14　能量多普勒3级

　　由于滑膜炎区域内可能会出现积液，且积液范围可能非常大，因此在大多数情况下，象限规则法在评估滑膜炎上会比50%规则法更敏感，应该优先应用。

　　4.膝关节内侧髌旁短轴切面能量多普勒分级示例

　　能量多普勒信号评分：

● 0级的病例（图6-15）；

● 1级的病例（图6-16）；

- 2级的病例（图6-17）；
- 3级的病例（图6-18）。

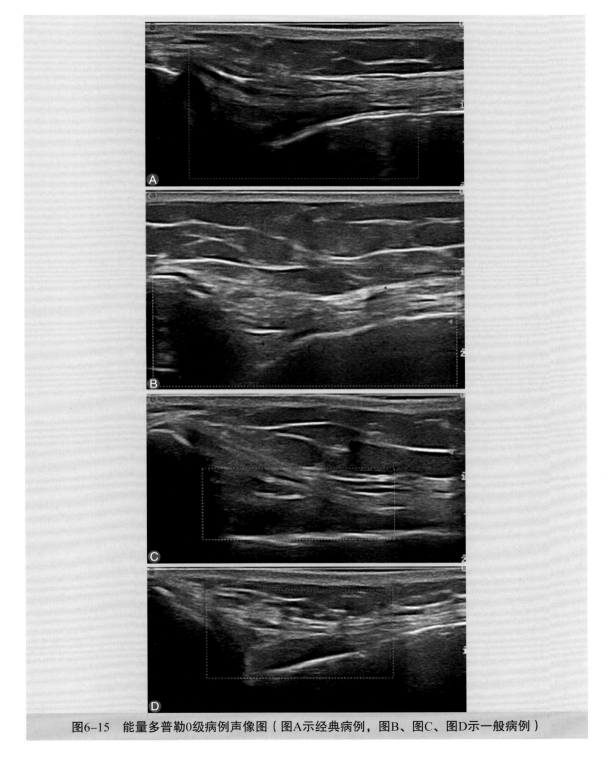

图6-15　能量多普勒0级病例声像图（图A示经典病例，图B、图C、图D示一般病例）

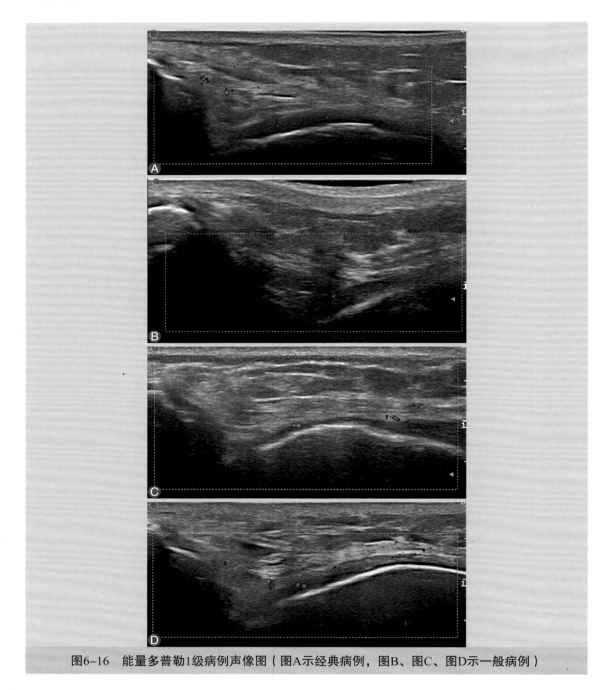

图6-16　能量多普勒1级病例声像图（图A示经典病例，图B、图C、图D示一般病例）

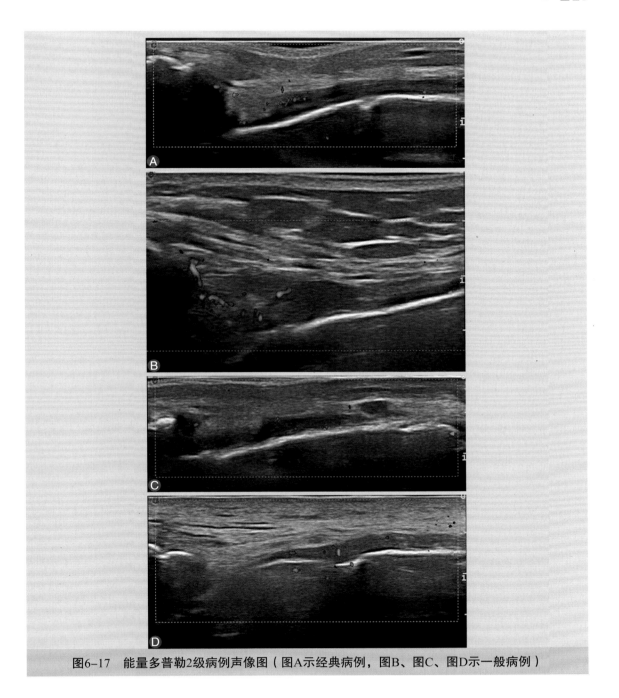

图6-17 能量多普勒2级病例声像图（图A示经典病例，图B、图C、图D示一般病例）

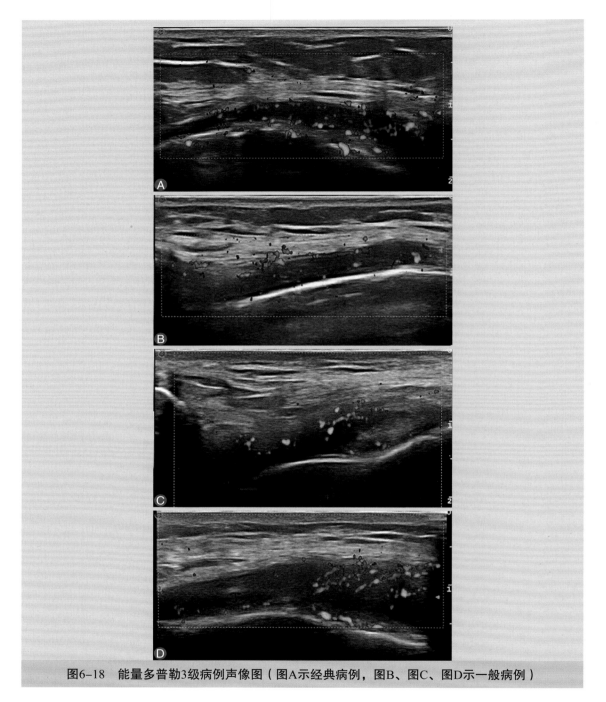

图6-18　能量多普勒3级病例声像图（图A示经典病例，图B、图C、图D示一般病例）

二、膝关节外侧髌旁短轴切面

探头位置：将探头横向放置在外侧膝关节上，探头远端置于髌骨外侧的近端，横跨外侧髌股关节，探头近端置于股骨外侧髁上。探头略微倾斜，使关节位于图像中央。髌骨近端在图像左侧，髌骨关节在图像中央偏左，股骨外侧髁在图像中央和右侧。理想情况下，应在探头和皮肤表面之间看到一层薄薄的耦合剂，以确认探头没有对关节施加压力（图6-19）。

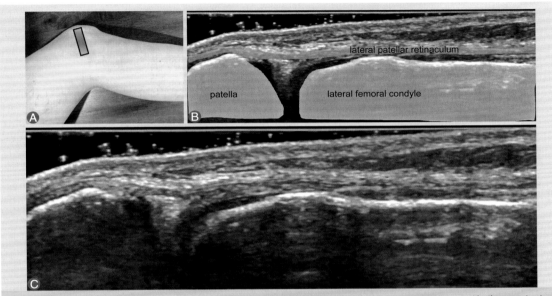

A.探头体表位置（长方框所示）；B.灰阶超声显示髌骨、股骨外侧髁及髌外侧支持带；C.灰阶超声像图。patella：髌骨；lateral femoral condyle：股骨外侧髁；lateral patellar retinaculum：髌外侧支持带。

图6-19 膝关节外侧髌旁短轴切面

1.膝关节外侧髌旁短轴切面灰阶超声分级定义

滑膜炎评分：

● 一般定义（图6-20）；

● 0级定义（图6-21）；

● 1级定义（图6-22）；

● 2级定义（图6-23）；

● 3级定义（图6-24）。

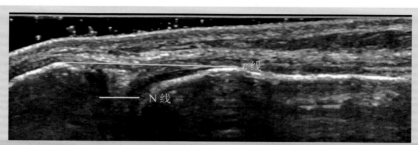

ε线：从髌骨最表浅的点至股骨外侧髁最表浅点的连线；N线：ε线深面可见脂肪垫的下1/3线。

图6-20 一般定义

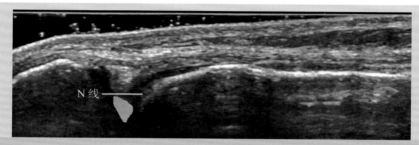

滑膜炎未超过N线。

图6-21 灰阶超声0级

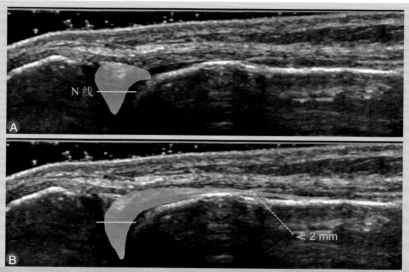

滑膜炎超过N线的表面（图A），沿股骨外侧髁表面延伸，厚度均不超过2 mm（图B）。

图6-22 灰阶超声1级

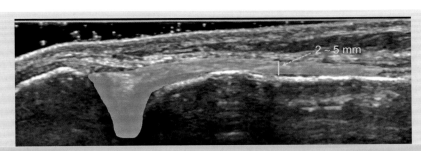

滑膜炎沿股骨外侧髁延伸，最厚处的厚度为2~5mm，滑膜炎的内侧缘和外侧缘大致平行。

图6-23 灰阶超声2级

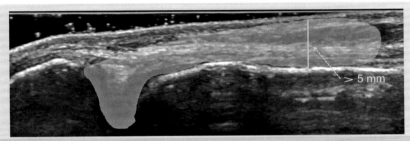

滑膜炎沿股骨外侧髁延伸，最厚处的厚度超过5mm，滑膜炎远端通常呈圆形增厚。

图6-24 灰阶超声3级

2.膝关节外侧髌旁短轴切面灰阶超声分级示例

滑膜炎评分：

● 0级的病例（图6-25）；

● 1级的病例（图6-26）；

● 2级的病例（图6-27）；

● 3级的病例（图6-28）。

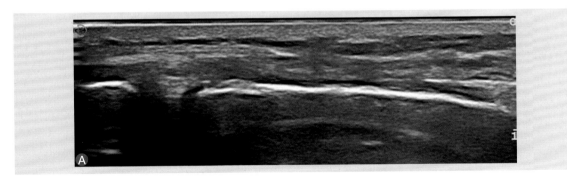

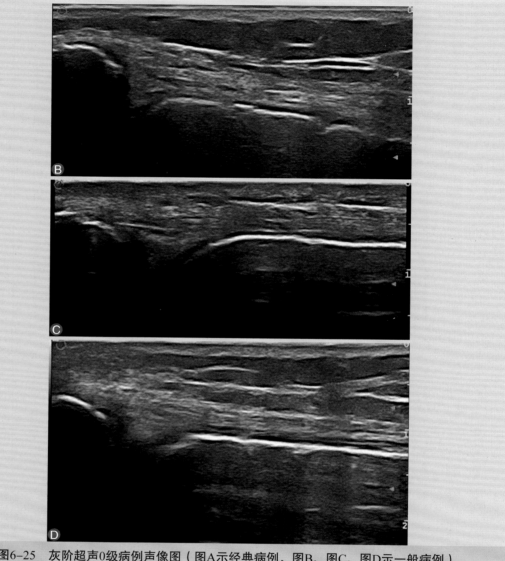

图6-25　灰阶超声0级病例声像图（图A示经典病例，图B、图C、图D示一般病例）

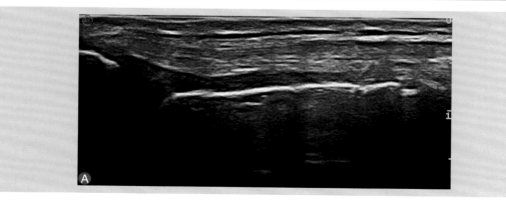

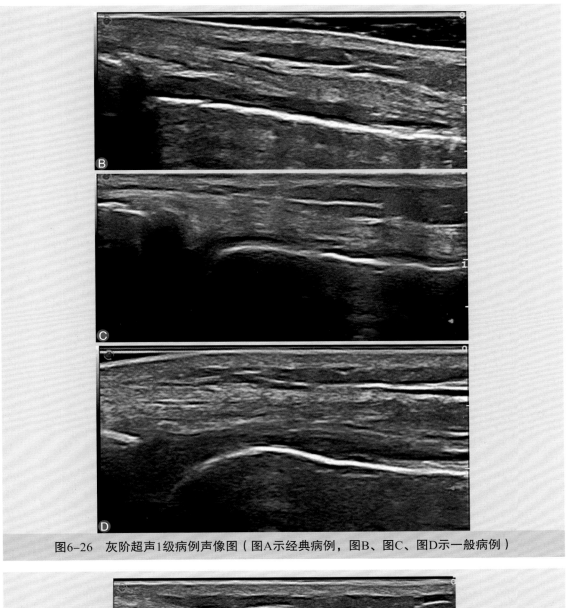

图6-26　灰阶超声1级病例声像图（图A示经典病例，图B、图C、图D示一般病例）

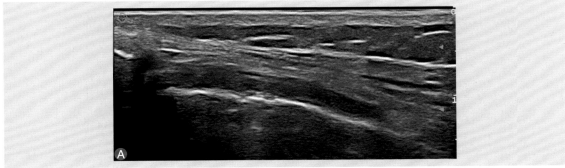

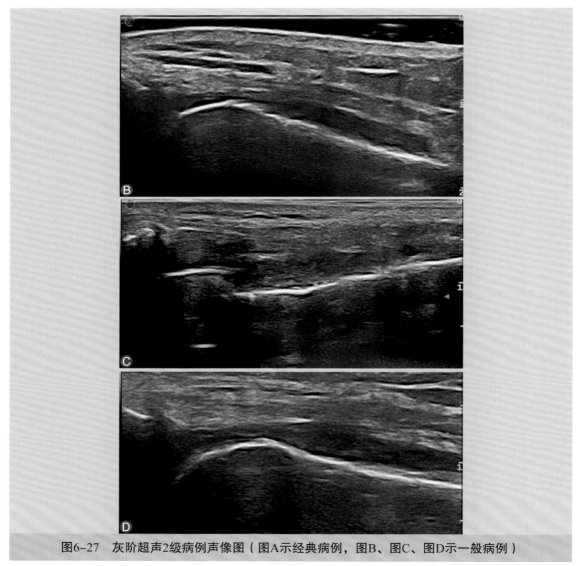

图6-27　灰阶超声2级病例声像图（图A示经典病例，图B、图C、图D示一般病例）

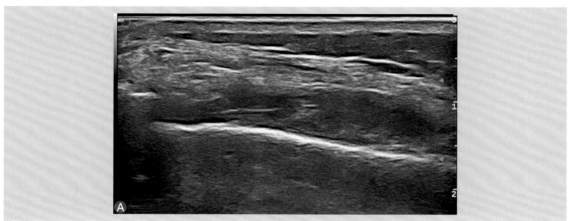

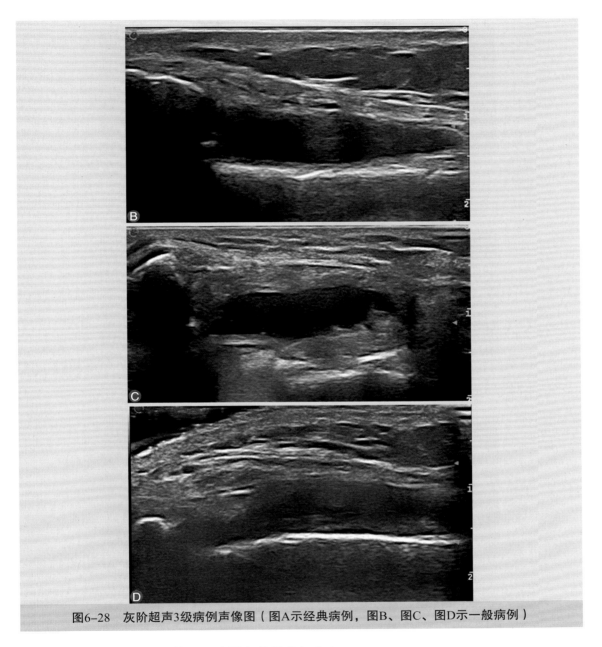

图6-28 灰阶超声3级病例声像图（图A示经典病例，图B、图C、图D示一般病例）

3.膝关节外侧髌旁短轴切面能量多普勒分级定义

能量多普勒信号评分：

● 一般定义（图6-29）；

● 0级定义（图6-30）；

● 1级定义（图6-31）；

● 2级定义（图6-32）；

● 3级定义（图6-33）。

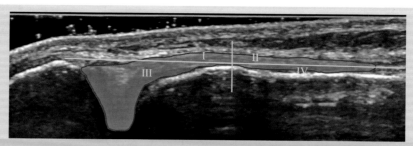

建立坐标轴，X轴将滑膜炎区域一分为二，Y轴穿过滑膜中心并垂直于X轴，坐标轴并不一定是水平或垂直的，有四个象限可评估多普勒信号。

图6-29　应用象限规则法

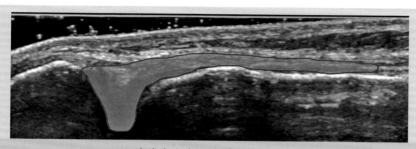

关节囊内未见多普勒信号。

图6-30　能量多普勒0级

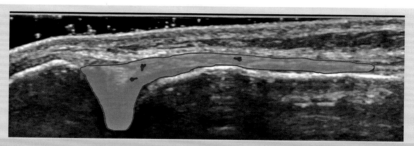

关节囊内最多三个离散多普勒信号，无信号聚集区。

图6-31　能量多普勒1级

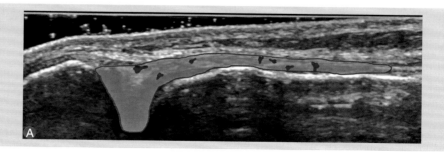

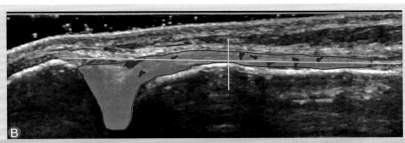

A.50%规则法：至少有一个多普勒信号聚集区，或三个以上离散多普勒信号，覆盖不超过滑膜炎区域的50%；B.象限规则法：至少有一个多普勒信号聚集区，或三个以上离散多普勒信号。若使用坐标，多普勒阳性象限不超过两个。

图6-32　能量多普勒2级

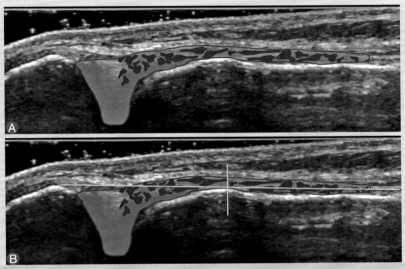

A.50%规则法：多普勒信号覆盖滑膜炎区域超过50%；B.象限规则法：使用坐标，四个象限中至少有三个为多普勒阳性象限。

图6-33　能量多普勒3级

　　由于滑膜炎区域内可能会出现积液，且积液范围可能非常大，因此在大多数情况下，象限规则法在评估滑膜炎上会比50%规则法更敏感，应该优先应用。

4.膝关节外侧髌旁短轴切面能量多普勒分级示例

能量多普勒信号评分：

● 0级的病例（图6-34）；

● 1级的病例（图6-35）；

● 2级的病例（图6-36）；

● 3级的病例（图6-37）。

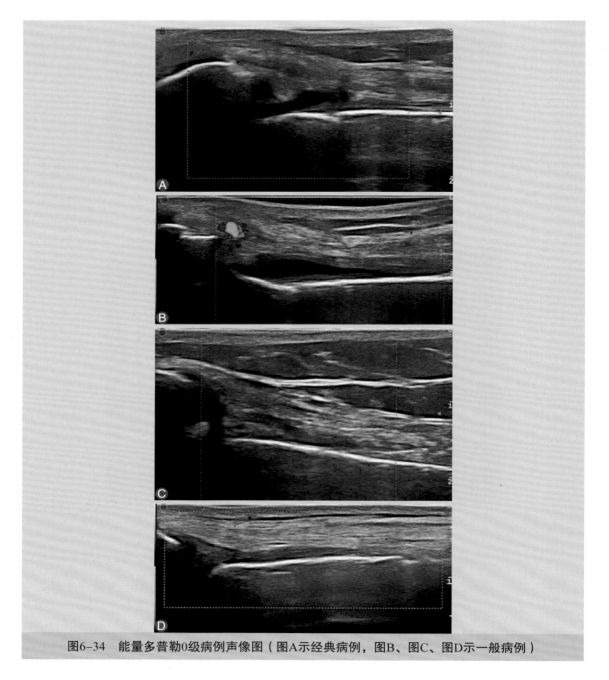

图6-34　能量多普勒0级病例声像图（图A示经典病例，图B、图C、图D示一般病例）

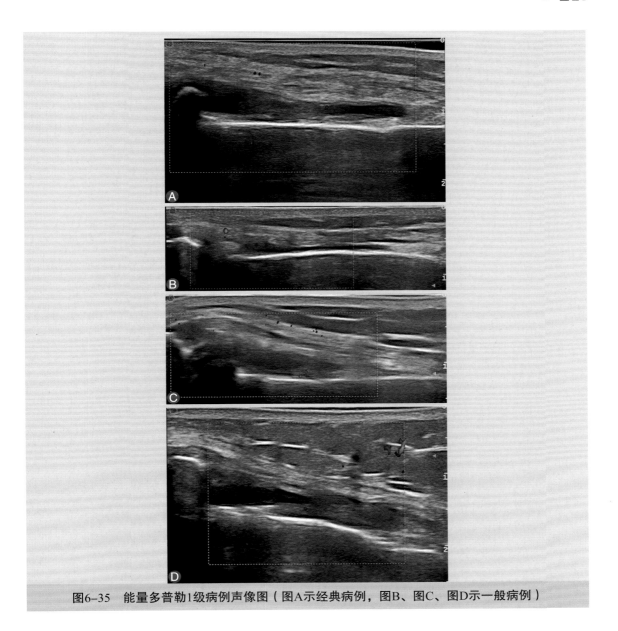

图6-35 能量多普勒1级病例声像图（图A示经典病例，图B、图C、图D示一般病例）

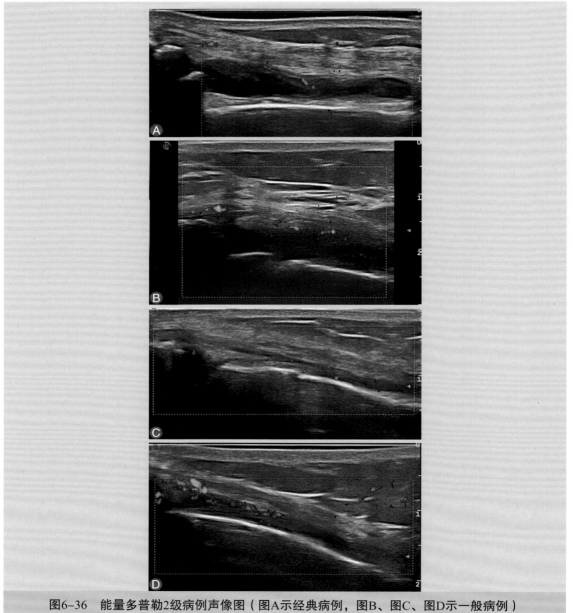

图6-36 能量多普勒2级病例声像图（图A示经典病例，图B、图C、图D示一般病例）

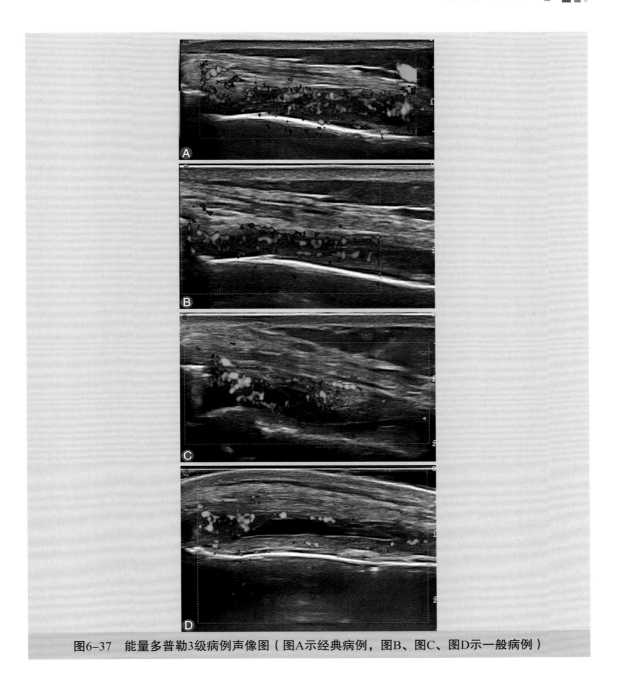

图6-37　能量多普勒3级病例声像图（图A示经典病例，图B、图C、图D示一般病例）

第七章 跖趾关节

一、足背跖趾关节纵切面

探头位置：患者膝关节屈曲，脚底放置于硬质的检查台上。将探头纵向放置于足背跖趾关节长轴方向。探头远端置于近节趾骨基底部，近端置于跖骨头。跖趾关节位于图像中心位置。理想情况下，图像中骨表面应显示完整的（踇）趾长伸肌腱的长轴切面。此外，应在探头和皮肤表面之间看见一层薄薄的耦合剂，以确保在超声检查时探头对关节表面没有施加压力。当患者伴有锤状趾畸形时，尽可能在检查前减轻畸形程度，比如可以通过手工复位或使患者的脚趾悬在检查台的边缘，以确保跖骨和近节趾骨尽量对齐（图7-1）。

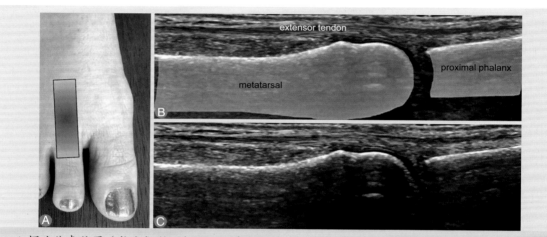

A.探头体表位置（长方框所示）；B.足背跖趾关节纵切面示意图；C.灰阶超声声像图。extensor tendon：伸肌腱；metatarsal：跖骨；proximal phalanx：近节趾骨。

图7-1 足背跖趾关节纵切面

二、足背跖趾关节纵切面灰阶超声分级定义

滑膜炎评分：
- 一般定义（图7-2）；
- 0级定义（图7-3）；
- 1级定义（图7-4）；
- 2级定义（图7-5）；
- 3级定义（图7-6）。

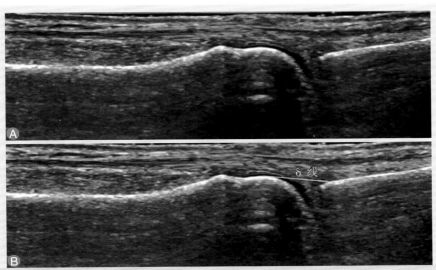

A.足背跖趾关节纵切面灰阶声像图；B.δ线：从跖骨头最浅位置到近节趾骨近端最浅位置的连线。

图7-2　一般定义

若不能明确判定脂肪垫和滑膜分界，那么假定其为脂肪垫，考虑为0级。

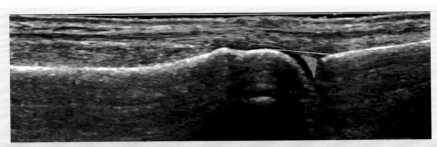

滑膜炎在δ线深部，未超过δ线。

图7-3　灰阶超声0级

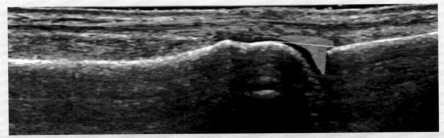

滑膜炎超过δ线表面，但不超过跖骨颈部。

图7-4　灰阶超声1级

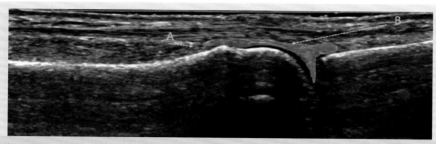

滑膜炎延伸至跖骨颈部，近端边缘呈锥形外观（A），其表面边缘平坦或凹陷（B）。

图7-5　灰阶超声2级

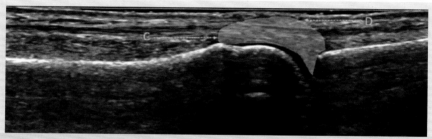

滑膜炎延伸并超过跖骨颈部，近端边缘呈圆形（C），表面隆起（D），滑膜似"蘑菇"状。

图7-6　灰阶超声3级

三、足背跖趾关节纵切面灰阶超声分级示例

滑膜炎评分：

- 0级的病例（图7-7）；
- 1级的病例（图7-8）；
- 2级的病例（图7-9）；
- 3级的病例（图7-10）。

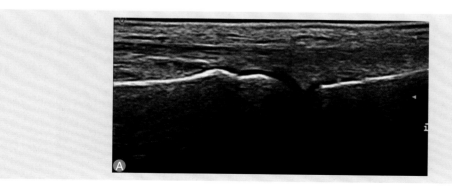

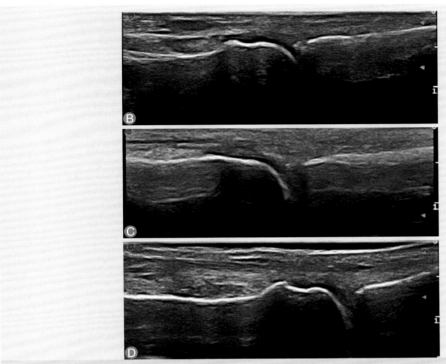

图7-7　灰阶超声0级病例声像图（图A示经典病例，图B、图C、图D示一般病例）

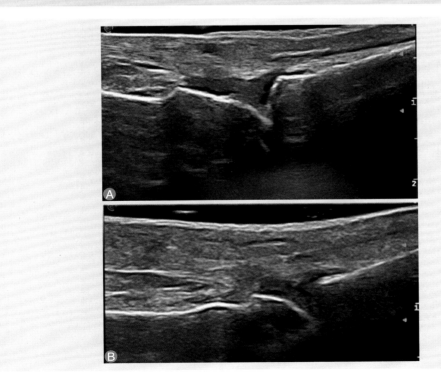

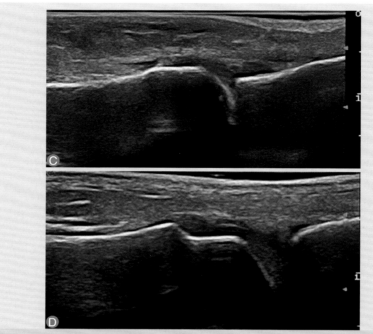

图7-8 灰阶超声1级病例声像图（图A示经典病例，图B、图C、图D示一般病例）

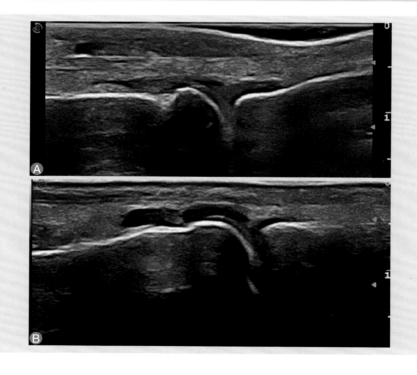

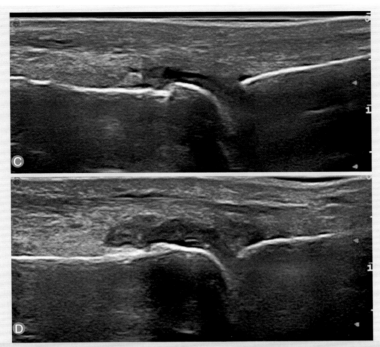

图7-9 灰阶超声2级病例声像图（图A示经典病例，图B、图C、图D示一般病例）

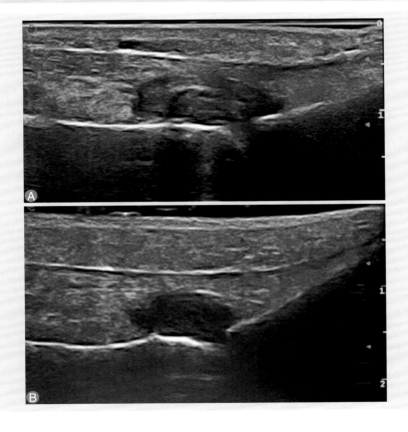

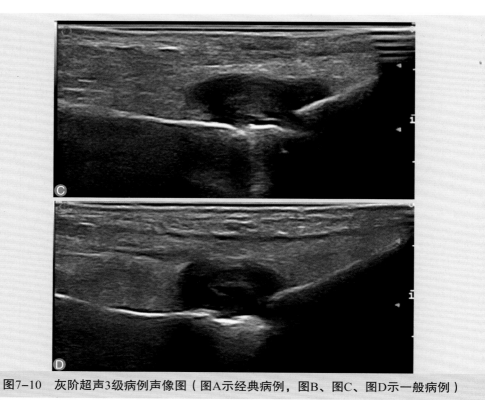

图7-10　灰阶超声3级病例声像图（图A示经典病例，图B、图C、图D示一般病例）

四、足背跖趾关节纵切面能量多普勒分级定义

能量多普勒信号评分：
- 一般定义（图7-11）；
- 0级定义（图7-12）；
- 1级定义（图7-13）；
- 2级定义（图7-14）；
- 3级定义（图7-15）。

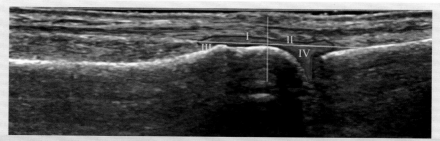

建立坐标轴，X轴将滑膜区域长轴一分为二，Y轴穿过滑膜中心并垂直于X轴，坐标轴并不一定是水平和垂直的。

图7-11　应用象限规则法

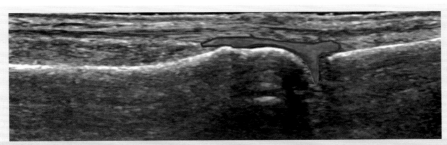

滑膜炎区域内未见多普勒信号。
图7-12　能量多普勒0级

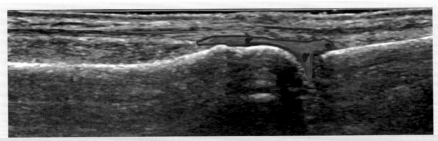

关节囊内最多三个离散多普勒信号，无信号聚集区。
图7-13　能量多普勒1级

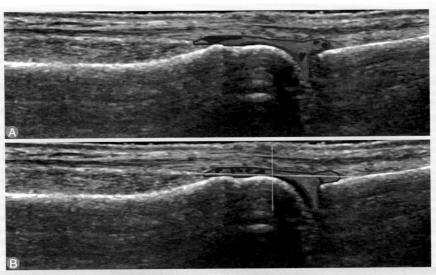

A.50%规则法：至少有一个多普勒信号聚集区，或三个以上离散多普勒信号，覆盖不超过滑膜炎区域的50%；B.象限规则法：至少有一个多普勒信号聚集区，或三个以上离散多普勒信号，若使用坐标，多普勒阳性象限不超过两个。
图7-14　能量多普勒2级

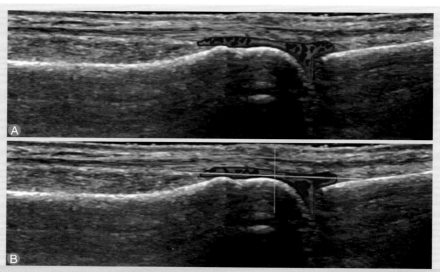

A.50%规则法：多普勒信号覆盖滑膜炎区域的50%以上；B.象限规则法：四个象限中至少有三个为多普勒阳性象限。

图7-15　能量多普勒3级

五、足背跖趾关节纵切面能量多普勒分级示例

能量多普勒信号评分：
- 0级的病例（图7-16）；
- 1级的病例（图7-17）；
- 2级的病例（图7-18）；
- 3级的病例（图7-19）。

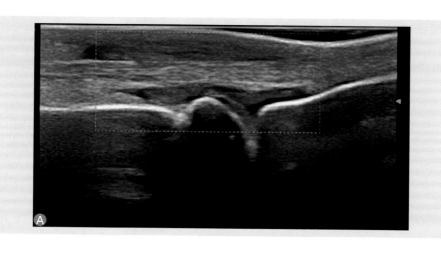

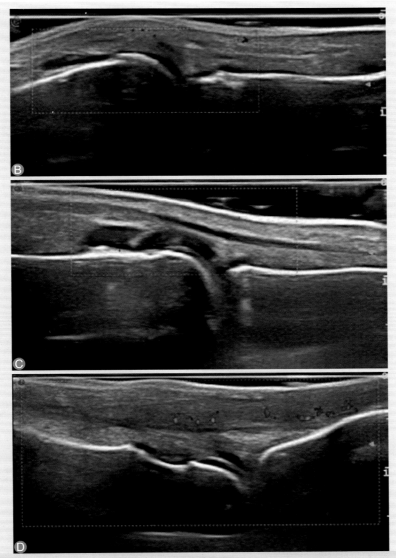

图7-16 能量多普勒0级病例声像图（图A示经典病例，图B、图C、图D示一般病例）

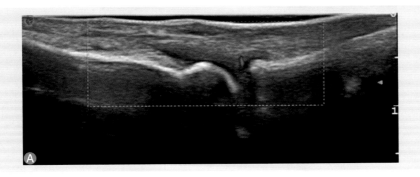

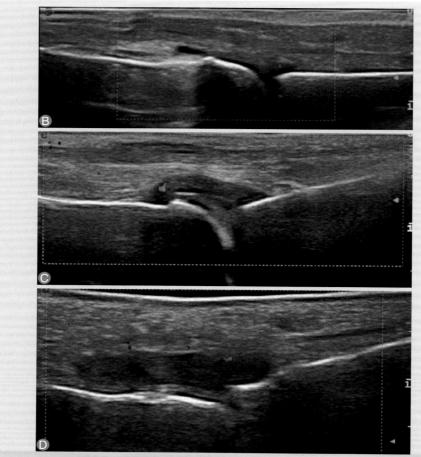

图7-17　能量多普勒1级病例声像图（图A示经典病例，图B、图C、图D示一般病例）

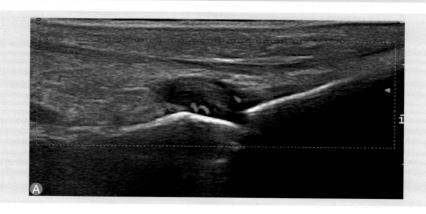

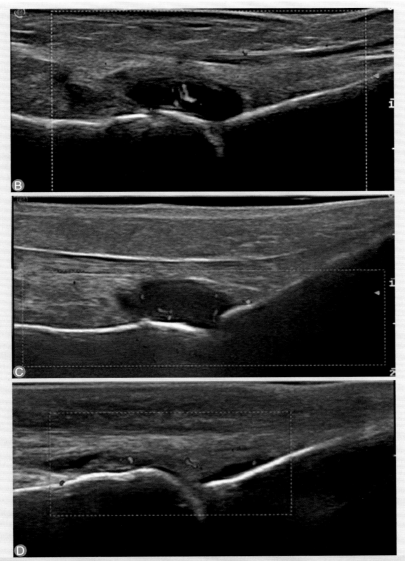

图7-18　能量多普勒2级病例声像图（图A示经典病例，图B、图C、图D示一般病例）

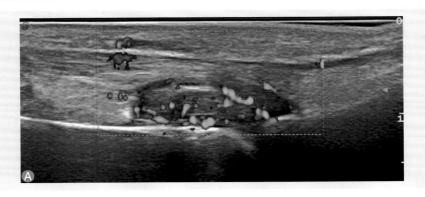

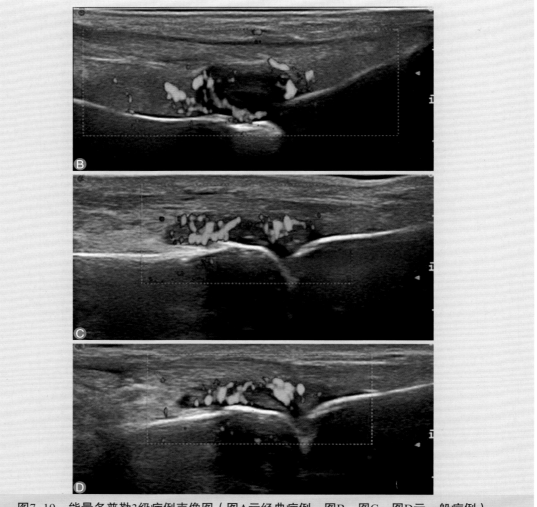

图7-19　能量多普勒3级病例声像图（图A示经典病例，图B、图C、图D示一般病例）